*NOUS NE DEVIENDRONS JAMAIS
COMME EUX*

Béatrice Meunier-Truchet

*À Alexandra et Sophie,
à Hugo, Rafael et Olivia*

1.-

Nous étions attablés à une terrasse, suffisamment loin de la mer pour ne pas l'entendre mais relativement près pour en sentir la moiteur. Le jour venait enfin de tomber et je respirais de nouveau, heureuse de voir une légère brise agiter les boucles noires qui tombaient sur ton cou. Le zinc de la table et de nos chaises rafraîchissait aussi et à ce bien-être renaissant, même éphémèrement en cet été caniculaire du sud de l'Espagne, s'ajoutait le bonheur parfait de t'entendre discourir, sans jamais t'en lasser, sur le sujet qui m'était alors le plus cher, celui de l'amour fou que nous éprouvions l'un pour l'autre et qui ne se tarirait jamais. J'avais 15 ans, toi 19, et je savais depuis le début de ce mois d'août où nous avions dansé plus serrés que l'an passé que tu serais le seul et l'unique pour le restant de mes jours.

Notre relation ne serait en aucun point semblable à d'autres et surtout pas à celle du couple de sexagénaires attablés un peu plus loin. Regards perdus, visages fermés, corps délaissés, aucune expression ne les animait. Lui bedonnant, elle jambes vulgairement écartées sous la table, rien, même dans leur habillement ou dans leur attitude, n'évoquait le moindre respect pour l'autre. Mais, par-dessus tout, et je revois tes sourcils noirs froncés sur tes yeux révoltés, c'était leur **silence** qui t'avait horrifié :

« Non mais tu te rends compte ! Ils n'ont pas échangé un **mot** depuis leur arrivée. Ils n'ont donc rien à se dire ? C'est épouvantable ! Jure-moi que nous ne deviendrons jamais comme eux ! ».

Et j'avais juré sans ciller. Comment imaginer en effet rester plus de dix secondes à tes côtés sans t'écouter ? Toi l'enthousiaste de la vie, le passionné de sciences de tous poils, mathématiques, physique, aéronautique, espace, toi qui savais me faire aimer tant de sujets restés opaques avant notre rencontre, toi qui m'as fait planer ni plus ni moins que sur des tourbillons de Karman ? Comme je palissais à tes côtés, moi que seules la littérature et les langues étrangères intéressaient ! Alors oui, je n'ai pas hésité un instant, j'ai juré de boire à la fontaine de ta parole et de ne jamais devenir comme eux. Tu étais mon maître à penser, je ne me lasserais jamais de t'écouter. Dans notre vie à deux, ce serait toi le parleur et moi l'auditrice, admirative. C'était la fin des années 60, nous écoutions en boucle les Beatles et le chanteur-compositeur Joan Manuel Serrat. L'APP, l'aphasie primaire progressive, n'avait pas encore été étiquetée.

2.-

En 1982, Marsel Mesulam propose d'individualiser, au sein des affections neuro-dégénératives, une entité spécifique : l'aphasie progressive primaire (APP). L'APP se caractérise par une détérioration isolée et progressive du langage, d'installation insidieuse durant plusieurs années, pouvant s'associer en fin d'évolution à une altération intellectuelle globale.[1]

----- o -----

La survenue de l'APP se situe entre 45 et 70 ans.[2]

---

[1] Revue de Neuropsychologie – 2010/1 - Volume 2

[2] FNAF - Fédération nationale des aphasiques de France

3.-

Les années passèrent, ponctuées de séparations toutes plus douloureuses que les précédentes. Vivant à plus de mille kilomètres l'un de l'autre, séparés par le détroit de Gibraltar, à une époque où prendre l'avion était un luxe puisque personne ne parlait encore de *low-cost*, août, Noël et Pâques rythmaient nos retrouvailles. Et entre ces parenthèses de bonheur absolu, point d'appels internationaux, ruineux, point de SMS ni de Skype ni de courriels, on en était loin ! Pendant trois longues années, ce fut donc avec une lettre quotidienne, que ma mère attendrie me tendait en souriant à la sortie du lycée, que tu calmas ma faim de toi. Dans celles qui partaient aussi tous les jours de chez moi, je te racontais par le menu mes activités, amis, professeurs, études, le Requiem de Mozart que nous préparions dans ma chorale, ma découverte de la poésie et de la prose espagnoles, mon goût pour la danse, la dernière pièce de théâtre qui m'avait émue, mes prouesses équestres, mes espoirs sur la vie, sur notre vie puisque je ne concevais plus la mienne sans la tienne.

Je déchirais impatiemment tes enveloppes pour en extraire, jamais une mais toujours plusieurs pages couvertes de tes menus caractères. Il y avait quelques jours à peine tu avais confié à ces feuilles mille idées brillantes et sentiments affectueux, tu les avais touchées, et je les caressais pour m'imbiber des traces que tu y avais laissées. J'en faisais une première lecture rapide qui était suivie, dans le silence de ma chambre d'adolescente, de dégustations plus posées, d'émerveillements, de recherches dans le dictionnaire hispano-français qui ne me quittait plus... Tu avais la plume légère, gaie, rapide, variée, colorée, profonde, aimante. Jour à jour tu m'ouvrais ton esprit, ton âme et ton cœur et je communiais avec eux trois. Tout y passait, avec des mots bien choisis et des descriptions précises : ta solitude loin de moi, la beauté de Madrid en automne, le duvet des peupliers couvrant de blanc les trottoirs en avril – un jour tu m'en glissas une poignée dans une enveloppe -, les arbousiers en fleurs, les émeutes interdites d'étudiants assoiffés de démocratie et courant à perdre haleine devant les *grises*, le surnom donné à ce corps de police armée vêtu de gris, une émanation de la guerre civile qui te terrifiait dans ton Espagne franquiste, la neige coiffant la Sierra de Guadarrama que tu voyais depuis la fenêtre de ta résidence universitaire.

Plus qu'une résidence c'était ton foyer, ta famille. Tu sortais de cinq années d'internat et tu abordais maintenant le cycle des études supérieures entouré de nouveaux amis, cheveux longs, barbe ou moustache, pantalons pattes d'éléphant. Il y avait notamment Paco, l'étudiant en Droit passionné de photographie, Eduardo, le musicien hors pair, Alfredo, le futur chirurgien dragueur et blagueur, Emilio le diplomate en herbe animateur du ciné-club et, surtout, Manolo. De quinze ans plus âgé que vous, déjà ingénieur des arts et métiers, agrégé d'économie, lecteur infatigable imbibé de connaissances très approfondies dans des domaines variés, c'était le patriarche, celui qui vous accueillait, vous écoutait et vous rassurait, vous les dernières recrues qui vous lanciez dans cette nouvelle vie d'étudiant avec son rite de passage, le bizutage. Manolo était, et est resté, l'être le plus humble qu'il t'ait été donné de connaître, le plus généreux aussi, le plus détaché des biens matériels, le plus présent à tous les moments de ta vie, grands ou anodins, le moins conventionnel, le plus libre-penseur. Tu me promettais de tous me les présenter, sûr que je les aimerais autant que toi. Ce ne fut pas difficile !

Ta vie d'étudiant se distribuait donc entre les cours du matin, à l'école qui se trouvait à dix minutes de ta résidence, de l'autre côté de la pinède, et des activités de toutes sortes que tu partageais l'après-midi et le soir avec tes amis. La musique et la photo étaient tes préférées. Ta salle de bains devint le laboratoire où tu développais les photos en noir et blanc que tu avais prises de moi l'été dernier, en minijupe et bottes de cuir, et où tu débarrassais les très grands formats de leurs produits chimiques en entrant sous la douche avec eux.

Comme je t'imaginais bien, t'isolant dans ta chambre d'étudiant, ton âme dans la mienne, couchant sur ton papier ces vagues de paroles dont je ne me rassasiais jamais. D'ailleurs, pour fixer ces instants où tu m'écrivais, tu avais demandé à Paco de t'immortaliser à la tâche. Il t'avait pris assis à ton bureau, en piqué et de trois-quarts, le menton posé sur tes poings serrés qui emprisonnaient un paquet de feuilles blanches sur lequel reposaient un stylo et un cadre où tu plongeais ton regard dans le mien, toujours en noir et blanc. Ton expression m'émeut encore aujourd'hui. Lorsque tu me montras cette composition, elle m'apparut comme la plus belle preuve d'amour jamais donnée. Toi et moi en parfaite symbiose. Je la posai bien en évidence sur ma table d'études sûre que, fixant ton regard planté dans mon image, j'entrerais en communion parfaite avec toi, à distance.

Un jour je reçus une enveloppe d'une autre couleur, plus grande et bardée de timbres à l'effigie de Franco. Je l'ouvris, toute excitée, c'était un vinyle flexible soigneusement glissé dans une pochette en carton. Un mot l'accompagnait où tu m'expliquais que tu avais trouvé un magasin à Madrid où l'on pouvait enregistrer des messages sur un nouveau support. Je le posai fébrilement sur le tourne-disque de la maison et c'est en tendant beaucoup l'oreille que je saisis quelques mots très lointains, en sourdine. La technique n'était pas au point mais, quelle émotion, là-bas c'était ta voix !

Ce filet de voix m'a accompagnée pendant des mois. Ma lettre de ce jour fut plus longue que d'habitude car je lui confiai, en taisant les problèmes d'audition pour ne pas te décevoir, tout ce que ces paroles représentaient pour moi. Grâce à elles je retrouvais, dans leur plénitude, ton visage, tes expressions, ton sourire éclatant, ton regard vif, complice et attentif. Une vague de chaleur me montait au visage en entendant tes murmures, je sentais ton souffle sur mon cou. C'est fou ce que la voix évoque ! Je me souviens encore de la première fois que j'ai entendu celle de mon père sur une cassette vidéo, plusieurs années après sa disparition. C'était lui qui filmait, on ne le voyait pas, mais il commentait les scènes qu'il prenait. J'ai dû couper, effondrée, et il m'a fallu laisser passer beaucoup de temps avant de pouvoir l'entendre sans avoir les yeux noyés et la gorge prise en étau. J'avais été capable de contempler, attendrie et admirative, des photos de lui, mais je n'avais pas supporté de l'entendre. Une photo est inanimée, une voix vibre.

Une photo reste figée sur ses deux dimensions, une voix voyage sur des ondes qui vous restituent très fidèlement l'être aimé et le font revivre.

4.-

Lors de la VIIe Conférence internationale sur les démences fronto-temporales qui s'est tenue à Indianapolis en octobre 2010, le Professeur Marsel Mesulam de la Northwestern University de Chicago (Illinois, États-Unis) a rappelé que les différents aspects de l'organisation du cerveau humain aident à clarifier les manifestations cliniques complexes des dégénérescences fronto-temporales. Le cortex cérébral humain contient quarante billions de neurones. Chacun d'entre eux se contacte des milliers de fois avec les autres. A ces points de contacts, l'information d'un neurone à l'autre circule environ 1000 fois par seconde. Les différentes parties du cerveau ont des spécialisations bien particulières. Ainsi la mémoire dépend grandement d'une petite partie du lobe temporal interne : l'hippocampe. Nos facultés de jugement, d'empathie, de prises de décision dépendent eux du lobe frontal. Le langage dépend de façon importante du lobe temporal gauche.[3]

---

[3] Association France - DFT

12

5.-

Ta voix, sur ce vinyle, me convoyait aussi tout ton entrain. Quand je m'arrête sur ces années, je te revois toujours en mouvement, pas de ces grands mouvements qui vous entraînent à l'autre bout du monde, mais de petites excitations incessantes accompagnées d'un flot de paroles. Le simple fait d'aller au cinéma engendrait de longues *palabres*. Choisis, me disais-tu, ce que nous allons voir, dans quelle salle, avec qui, je l'appelle, il ne peut pas, je joins quelqu'un d'autre, il peut mais préfèrerait un autre metteur en scène, où se retrouve-t-on, je rappelle pour confirmer, où va-t-on se garer, prend-on quelque chose avant, où, à quelle heure… Les minutes passaient et, en définitive, le film cessait d'être au centre de ton intérêt pour laisser place à toute la stratégie qui l'entourait. Je me rendis compte plus tard que ton goût pour la parole n'avait d'égal que ta passion pour les amis puisque, en fait, ils ne font qu'un, sans ami pas d'échanges, sans parole non plus.

Palabres. Rien à voir entre le sens commun de *palabra* en espagnol (*mot*) et celui que lui confère le français : « *Dans les sociétés traditionnelles, assemblées réunissant les membres de la communauté et où s'échangent des informations, se prennent des décisions[4]* ». Curieusement, chez toi, les palabres correspondaient plutôt à la définition française et tu y avais été plongé dès ton plus jeune âge, comme Obélix dans la potion

---

[4] Larousse

magique. Je me souviens de ces repas à rallonges que nous prenions, alors adolescents, autour de la table de la maison de campagne de tes parents. Les convives, généralement des oncles, tantes, cousins et amis, s'y invectivaient pendant des heures, jamais méchamment, en levant la voix pour couvrir celle des autres, pour le simple plaisir de parler car, même si le ton montait, ta famille maternelle s'entendait sur tous les points qui auraient pu fâcher. En politique, ils communiaient fervemment avec les idées de feu ton grand-père, ce médecin de village et maire franquiste que la guerre avait contraint à s'exiler avec femme et filles à Larache, les fils ayant quant à eux pris les armes dans les rangs des nationalistes. Moi, Française, incarnant à leurs yeux la république et le libertinage, je n'aurais pas été forcément bien vue dans un tel environnement si mon arrivée n'avait été précédée de forces louanges sur mes parents, amis intimes d'une de tes tantes. En matière de religion, toute la famille proclamait haut et fort sa foi catholique, apostolique et romaine. Les réunions familiales offraient donc l'occasion aux convives de réaffirmer leurs croyances et de faire mine de se battre pour désigner l'heureux élu qui porterait cette année l'étendard pendant la procession de la Vierge, un privilège revenant de droit à ta famille, pas question d'y renoncer, d'ailleurs n'était-ce pas ton grand-père, le paternel cette fois, qui avait écrit les paroles de l'hymne à cette même Vierge ?

Tu participais peu à ces palabres, comme ton père et ta jeune sœur, risquant à l'occasion un mot ou deux qui retombaient vite, étouffés par le ton énergique des femmes de la maison, mais tu adorais y assister, pour le spectacle. Tu te croyais ensuite obligé, lorsque nous nous retrouvions en tête-à-tête, de justifier ces comportements que tu jugeais excessifs et qui te faisaient un peu honte. Tu te demandais ce que pouvait penser une Française de tels débordements et ce que je raconterais ensuite aux miens.

Oui, tu étais sensible à l'image de ton pays à l'étranger car tu avais vécu plusieurs années hors d'Espagne, dans un environnement français où ta fière famille s'était sentie méprisée. Certes, dans les années 1950 et 1960, l'Espagne saignait encore des blessures d'une guerre civile qui l'avait laissée exsangue. Routes parsemées d'ornières, villages délabrés, auberges misérables où, disait-on, on ne trouvait que ce que l'on apportait... Quel chemin parcouru depuis ! Ton père, son diplôme de médecin récemment en poche, avait choisi de s'établir au Maroc, encore sous le protectorat français. C'est donc là que tu suivis tes études primaires et appris des chansons bien de chez nous. Lorsque je fis ta connaissance, tu fredonnais encore « *Qu'elle est jolie notre maison, qu'elle est jolie la France entière*[5] », un air pas forcément du goût des tiens qui craignaient que tu ne te francises en excès. Il n'en était pas moins que tu affichais sans retenue ton admiration pour cette France entière. Tes yeux brillaient lorsque tu en évoquais l'ordre et l'esprit cartésien grâce auxquels, affirmais-tu, la France n'avait pas sombré dans le chaos dont ton pays avait du mal à se relever. Tu en appréciais bien sûr la gastronomie, tu t'émerveillais devant la beauté de ses paysages verts contrastant avec la sécheresse et la pauvreté de ce coin d'Espagne où de nombreuses générations de ta famille étaient nées. Tu te rendais bien compte aussi du gouffre séparant nos deux pays dans le domaine des mœurs. Les maillots une pièce que ma mère avait glissés dans ma valise avant mon premier séjour chez toi tranchaient avec les monokinis des plages

---

[5] Charles Trenet. La marche des jeunes

françaises à une époque où les voiles noirs du deuil de tes tantes balayaient encore la poussière des trottoirs de ton village.

Lorsque nous nous sommes connus, tu t'exprimais donc dans un français où personne n'aurait pu déceler un quelconque accent. Pas de *r* roulé, pas de bouche en cul de poule pour prononcer un *u* ou un *e*, des sons qui n'existent pas dans ta langue maternelle et qui obligent les Espagnols à tordre bizarrement les lèvres pour essayer de les reproduire.

Toutefois, ta maîtrise du français ne correspondait pas à l'homme que tu étais devenu. Pensionnaire en Espagne chez les Jésuites dès l'âge de douze ans, tu avais gardé le vocabulaire français d'un préadolescent, un langage puéril dans un corps adulte. Ce n'était pas pour me plaire. Je t'invitai alors à me parler en espagnol, tu me demandas de te parler en français pour te mettre à niveau. Nos échanges étaient gagnants à tous points de vue !

Face à tes soucis sur ma perception des palabres de ta famille, je t'avouais ne pas saisir toutes les nuances de ces joutes verbales mais que mon niveau d'espagnol, puisque c'était quand même pour développer mes connaissances de cette langue que j'avais atterri dans ton environnement, grimpait en flèche et que, rien que pour cela, je ne pouvais que me réjouir de ce brouhaha qui animait ta maison.

Chez moi, où j'étais la dernière d'une fratrie de cinq, tout était beaucoup plus mesuré. Côté politique, point d'engouement ni d'emportements comme chez toi. C'était mon grand-père maternel, un Saint-cyrien féru d'histoire, qui donnait le ton et il était très tempéré. Chacun pouvait s'exprimer, mais à son tour et à condition d'avoir quelque chose d'intéressant à dire. « Tournez dix fois la langue dans votre bouche avant de parler » nous répétait-on. Il était mal vu de lever la voix ou d'interrompre. Chez toi, c'était monnaie courante et personne ne s'en offusquait, tout au contraire, plus il y avait de brouhaha plus tout le monde semblait heureux. Même les bébés dormaient à poings fermés dans leur landau au milieu du salon, apparemment étrangers au chahut et au brouillard des cigarettes.

En été, chez moi, c'était le couvre-feu à 22 h. Chez toi, même pour les adolescents, c'était tous les soirs la fête sur la place du village jusqu'à pas d'heure. Chez toi, tes parents nous félicitaient d'avoir fait la grasse matinée. Chez moi, le regard de notre mère pesait lourdement sur nous si nous paressions au lit ; nous n'étions pas venus au monde pour faire les fainéants, il y avait tant de choses à apprendre !

Comme j'aimais ton chez toi ! Parce que tu y étais, bien sûr, mais aussi parce que je m'y sentais libérée, adulte, enfin !

6.-

Les APP sont des maladies rares (environ 7/100 000 habitants). Elles affectent un peu plus les hommes que les femmes. Elles touchent sélectivement les régions cérébrales de l'hémisphère gauche qui prennent en charge le langage (notamment le cortex frontal et temporal).[6]

----- o -----

Les lobes frontaux (...) participent également à la gestion des émotions, au contrôle du comportement social, et ils interviennent dans le langage -particulièrement dans la construction des phrases- et dans des fonctions motrices telles que les mouvements des bras, des jambes et de la bouche.

Les lobes temporaux situés au-dessous et sur les côtés des lobes frontaux du cerveau jouent un rôle majeur dans le langage et les connaissances sémantiques. Ils permettent de comprendre les mots, de parler, de lire, d'écrire, et ils connectent les mots avec leur sens. Les pôles temporaux (partie la plus antérieure des lobes temporaux) interviennent dans la reconnaissance des mots, des objets et des visages.

Le lobe ou la partie du lobe qui est affecté en premier détermine le symptôme qui apparaîtra en premier. Si la

---

[6] Centre de référence des démences rares

dégénérescence neuronale commence dans le lobe frontal, les premiers symptômes sont des troubles comportementaux. Si elle commence dans le lobe temporal antérieur, le premier symptôme peut se traduire par l'incapacité de reconnaître un objet ou bien par des troubles de compréhension des mots.[7]

---

[7] Association France – Dégénérescences fronto-temporales

7.-

Lorsque je fis ta connaissance, tu venais d'entreprendre des études d'ingénieur aéronautique, au grand dam de ton père qui aurait préféré que tu t'inclines vers l'ingénierie navale. En cela, l'histoire t'a donné raison : à la fin du XXe siècle, en Espagne comme en Europe, l'aérospatial s'est envolé, le naval a coulé.

Toi, le ciel et tout ce qui s'y rapportait t'avaient passionné dès l'adolescence. En voiture, sitôt les 60 km à l'heure dépassés, tu m'invitais infailliblement à baisser la vitre, à tendre mon bras à l'extérieur et à incliner légèrement ma main vers le haut pour sentir la puissance avec laquelle l'air s'y engouffrait, la propulsant vers le haut. Tu faisais de même de ton côté, le visage éclairé de plaisir, tandis que j'admirais ton bras bronzé et soyeux monter et redescendre. « Tu comprends maintenant pourquoi les avions volent ? » S'ensuivait un cours d'aérodynamique pendant lequel tu m'expliquais le phénomène par le menu détail. Il n'y a pas longtemps, une grande marque automobile a fait une pub (*Tu aimes conduire ?*) qui dévoilait à peine la voiture pour attirer toute l'attention du spectateur sur le simple plaisir d'un homme, aussi sexy que toi, s'adonnant avec jouissance au même exercice. Le lieu de tournage choisi, désertique, m'a de plus rappelé celui de l'arrière-pays près de chez toi. Tu aurais pu écrire le script de ce spot ou en être l'interprète.

Dès que nous prenions un peu de hauteur, au hasard de nos promenades, tu dénichais toujours un bout de papier que tu transformais rapidement en une copie miniature du Concorde. Le suivant du regard jusqu'à son atterrissage, tu t'extasiais, et t'attendais à ce que je le fasse aussi, devant les virevoltes de l'engin silencieux.

Pour nos promenades en amoureux, où que nous fussions, ton lieu de prédilection se situait toujours à proximité d'un aéroport. À l'époque, les « terrains d'aviation » étaient bien moins protégés qu'aujourd'hui et l'on pouvait se faire décoiffer par un avion à cinq secondes de l'atterrissage. Tu m'y emmenais régulièrement, de jour comme de nuit, pour vivre le grand frisson des mastodontes qui pointaient vers nous en rugissant. Tu commentais chaque procédure d'approche inlassablement, et avec le même enthousiasme, l'allumage des phares là-bas au loin, le vrombissement de l'aéronef qui s'approche, la réduction de la puissance des moteurs, le nez qui se relève pour augmenter la portance, le contact des roues arrière avec le sol, le freinage, avec aérofreins et inverseurs. Et là aussi, ton bras passé autour de ma taille, tu exultais. Rêvant quant à moi aux destinations exotiques dont l'engin provenait, déjà possédée par la fièvre des voyages, je ne pouvais pas être plus heureuse puisque tu m'enlaçais et que j'étais témoin de ton bonheur.

À Madrid, où je me suis échappée une fois lorsque j'étais étudiante à Montpellier, tes camarades, tous aussi dingues d'aviation que toi, organisaient des pique-niques en tête de piste, juste de l'autre côté de la clôture. Nous, les filles, étions chargées de préparer les victuailles, vous, les discours et l'émerveillement.

Cela dit, malgré tout ton enthousiasme, ces études d'aéronautique te coûtaient sang et eau. Il te fallut tripler la seconde année. « Ton mari souffre d'un déficit d'attention, vraisemblablement depuis son enfance » m'a affirmé ton psychiatre il y a deux ans. Il est possible que ce trouble ait ralenti tes études.

Alors tu voulus prendre une belle revanche sur cette année universitaire triplée et, pour le projet de fin d'études que tes camarades liquidaient en trois mois, le temps des dernières grandes vacances, tu choisis de te régaler et de t'octroyer une année entière afin de livrer le projet le plus intéressant, complet et léché qu'aucun professeur n'aurait jamais vu. À l'époque nous étions déjà mariés et parents d'une merveilleuse petite fille, Alexandra. Tu intitulas ton projet, un jet, « Alexandra 27 ». Je te revois penché jour et nuit sur ton dossier, calculant et écrivant à perdre haleine, puis étalant les pages sur le plancher du salon pour mettre les chapitres en ordre avant la reliure finale, finition cuir, des trois tomes. Tu t'y employais à fond, tu n'as jamais su agir autrement. C'est bien là l'un de tes traits de caractère qui m'a toujours emballée. Tu es quelqu'un de si entier, tu détestes tellement l'à-peu-près dont, moi, je me contente sans doute un peu trop. Tu es mon rocher, le socle de toutes mes certitudes. Tu ne t'es jamais remis de la note que « ces enfoirés » qui n'y comprenaient rien à rien t'attribuèrent : 19,5/20. Tu avais visé le 20. On venait de t'apprendre que tu n'étais pas parfait. Tu le ressentis comme une terrible injustice dont tu souffres toujours, quarante ans après.

8.-

Selon une classification réalisée en 2011, l'APP comporte trois variantes : agrammaticale, sémantique et logopénique.[8]

--- o ---

*La variante sémantique de l'APP (*la tienne*) se caractérise par :*
- Une difficulté à nommer les objets (anomie)
- Une perte du sens des mots (Qu'est-ce qu'un crayon? À quoi sert un crayon ?)
- Un discours fluent [9]

--- o ---

L'APP sémantique évolue souvent vers des troubles comportementaux qui peuvent être similaires à ceux observés dans la dégénérescence fronto-temporale.[10]

---

[8] Asociación Ayuda Afasia – Guía para el familiar - 2016
[9] Clinique Interdisciplinaire de Mémoire du CHU de Québec
[10] FNAF - Fédération nationale des aphasiques de France

9.-

Au fil des années, tu érigeas le 11 août en notre date phare de l'été, celle de la nuit des étoiles filantes. La veille, tu priais pour qu'il n'y ait pas de nuages et, où que nous fussions, nous nous affairions à chercher un endroit dégagé, avec le moins de pollution lumineuse possible, pour contempler les Perséides. En montagne, sur les bords de la Loire ou près de la Volga, un bout de pré faisait toujours notre bonheur. Nous nous y allongions des heures, les yeux plongés dans le noir du firmament, et comptions les *larmes de saint Laurent* qui traversaient le ciel. Tu te repérais immédiatement entre les constellations de Persée et de Cassiopée, tu t'emballais sur la Voie lactée, ses spirales, son noyau, son diamètre gigantesque, ses milliards d'années d'existence… et nous ici bas, si infimes mais tellement assoiffés de savoir. « Dieu doit y être pour quelque chose » me disais-tu. Tu me faisais observer l'illusion optique donnant l'impression que ces traînées venaient d'un point unique, comme lorsqu'un automobiliste pense que les gouttes de pluie qui frappent son pare-brise proviennent de devant et non d'en haut. Oui, mon Dieu, que le ciel et tous ses mystères, que tu expliquais si bien, étaient beaux avec toi, quand tu étais toi!

L'été dernier, en Andalousie, alors que nous séjournions dans un *cortijo* en pleine campagne, éloigné de toute source lumineuse, par une nuit de 11 août sans nuage, tes enfants, petits-enfants et moi avons voulu partager ces moments précieux avec toi. Tu t'es allongé sur la couverture que nous avions disposée à même la pelouse et tu les as vues, tes étoiles filantes. Émerveillé tu t'es exclamé : « C'est fantastique ! Qu'est-ce que c'est ? Il faudra que vous m'expliquiez tout cela demain » nous dis-tu avant d'aller te coucher. Nous pensâmes que tu plaisantais… malheureusement, tu étais on ne peut plus sérieux. Je crois bien que cette nuit-là, en t'entendant t'exclamer aussi ingénument, les larmes de saint Laurent ont discrètement embué les yeux de tes filles. Certainement les miens.

10.-

Selon les différents sous-types d'APP, des aspects distincts du langage peuvent être altérés comme par exemple la connaissance des mots (manque du mot, perte du sens des mots), la syntaxe (phrases très simples) ou l'élocution (déformations des sons du langage). Les troubles du langage peuvent se manifester également lors de l'écriture et de la lecture entraînant des fautes d'orthographe ou des troubles de la compréhension de textes.

Contrairement à la maladie d'Alzheimer, les patients atteints d'APP n'ont pas d'oublis notables dans la vie courante en dehors de ceux qui s'expliquent par leurs difficultés à évoquer les mots ou à comprendre le discours de l'entourage.[11]

---

[11] Centre de référence des démences rares

11.-

L'affirmation de ton psychiatre sur ton déficit d'attention m'a éclairée sur de nombreuses questions que je m'étais posées au fil des ans et pour lesquelles je n'avais pas réussi à trouver de réponse. Comment se faisait-il en effet que tes lectures, hormis bien sûr tes nombreux livres universitaires, se soient cantonnées, sur plus de 40 ans de vie commune, à une poignée de romans, à des articles de la revue Sciences et Vie à laquelle ma mère t'avait abonné un Noël et à une collection de BD que tu relis inlassablement depuis un quart de siècle avant de t'endormir ? Pourquoi n'as-tu jamais ouvert un quotidien ni suivi un journal parlé à la télévision ? Lorsque je te suggérais de te tenir au courant des actualités, pour vivre ton époque mais aussi pour satisfaire aux besoins de ton poste qui exigeait que tu fréquentes de hauts fonctionnaires des administrations publiques et du corps diplomatique, tu me répondais invariablement que « les journalistes, tous des ignorants ou des menteurs, ne méritent pas qu'on leur consacre une seule seconde » et que les rares articles que tu avais lus dans la presse généraliste sur des sujets se rapportant à ton domaine de prédilection, l'aérospatial, étaient truffés d'erreurs. Tu envisageas d'ailleurs, à une époque, d'écrire le script d'un programme scientifique du genre « Les sciences à la portée de tous », à soumettre à des chaînes de télévision. Ce projet n'a malheureusement pas vu le jour, par faute de temps plus que d'idées dont tu débordais.

Lorsqu'il fallait faire une quelconque démarche administrative, souscrire un bail ou se décanter pour un contrat d'assurance, je te demandais de participer à la prise de décision et de comparer les diverses options avec moi. Tu me répondais alors qu'un gros dossier professionnel t'attendait et que tu me faisais confiance. Lire un acte authentique avant de le signer ? Après y avoir jeté un coup d'œil et pesté contre « ces juristes qui se complaisent à employer un vocabulaire tordu pour que personne ne les comprenne », tu me demandais de m'en charger. J'ai essayé plusieurs fois de calmer tes esprits en t'expliquant que chaque métier, le tien en premier, avait son propre jargon. Je ne suis jamais arrivée à te convaincre. Je me demande maintenant à quel point ce détachement de tout ce qui te détournait de ta profession ne se devait pas, déjà, à ce déficit d'attention.

Ou à ton goût pour la perfection. Tu ne conçois pas de survoler un sujet. Tu es quelqu'un de foncièrement honnête. À tous points de vue. Et intellectuellement en particulier. Sorti de ton domaine scientifique, je ne t'ai jamais entendu te prononcer pour ou contre un sujet de société, de ceux qui alimentent toutes les conversations, comme la peine de mort, l'avortement, la consommation de cannabis, le réchauffement climatique... Tu estimes en effet que pour pouvoir opiner il faut dominer la matière, ce qui veut dire, chez toi, l'avoir étudiée à fond, en connaître tous les recoins. D'ailleurs, lorsque tu expliques un sujet que tu maîtrises, tu remontes toujours à la nuit des temps pour t'assurer que tes auditeurs n'en perdront aucune nuance.

Combien de fois tes filles t'ont dit en riant : « Accouche, papa ! » L'enseignement est ta vocation manquée, tu réunissais toutes les qualités pour faire un excellent professeur : patience, respect infini pour le Savoir, enthousiasme, goût du partage...

J'ai d'ailleurs été pendant de nombreuses années ta fidèle élève. Tu avais en effet entrepris de me cultiver sur les sujets qui te passionnaient et auxquels je ne m'étais jamais beaucoup intéressée. Physique, astronomie et mathématiques principalement. Tu qualifiais joliment ces matières : belles, magnifiques, émouvantes. Les adjectifs les plus dithyrambiques ne te manquaient pas non plus pour marquer ton admiration pour les chercheurs de tous les temps et continents qui avaient tant et si bien œuvré pour nous dévoiler les secrets du monde. Tu me proposas ainsi de m'instruire tous les jours. J'acceptai, sincèrement ravie. Nous avions d'ailleurs décidé, bien avant notre mariage, que nous n'aurions pas de télévision à la maison pour privilégier les échanges familiaux ! Quelle chance par conséquent de reprendre des études à 25 ans et de combler tant et tant de lacunes de mon éducation avec un professeur particulier hors pair, et aimant par-dessus le marché ! C'est ainsi que soir après soir, une fois les filles endormies, confortablement installés dans notre salon, tu me dévoilais les mystères de la vie. Avec toi, Newton devenait un ami intime, la Grande Ourse une fidèle compagne, la pesanteur une présence bienveillante. C'était merveilleux d'apprendre, mais aussi et surtout de voir tes yeux briller ! De retour du bureau en fin d'après-midi, dans la voiture, tu élaborais le fil conducteur du cours du soir, de chaque soir. Mais tu étais un professeur aussi exigeant que passionné. « Je vois tes paupières clignoter... Ça ne t'intéresse donc pas ? » Et d'essayer alors de te convaincre que oui, que c'était génial, et je le pensais vraiment, mais qu'après une journée qui commençait invariablement à 6h du matin pour ne pas rater le bus de 7h et pointer au bureau à 8h, avant d'enchaîner sur une après-midi riche en activités avec les filles, je n'étais plus très fraîche à 23h. Je voyais alors ton regard se remplir de regrets. Comme je me sentais mal de te décevoir… Au vu de l'importance inouïe des découvertes que tu mettais à ma portée, comment pouvais-je dodeliner de la tête ? Il est vrai que tu avais une résistance, physique et intellectuelle, à toute épreuve. Très tôt levé toi aussi, tu restais frais jusqu'à minuit passé. Il y a quelques années, six petites heures de sommeil te suffisaient. Depuis que l'APP s'est glissée entre nous, tu t'es fixé une hygiène de vie qui t'impose au moins huit heures de repos.

Je regrette tant, maintenant que tu ne peux pratiquement plus t'exprimer, de n'être pas restée t'écouter ! Et de t'avoir dit, un soir, après plusieurs mois de cours intensifs, que je n'en pouvais plus, que je déconnectais, que je déclarais forfait. Un coup de couteau en plein cœur ne t'aurait pas blessé davantage. C'est d'ailleurs l'image que tu choisis pour me signifier que quelque chose venait de se briser entre nous.

Comme il est injuste que tes petits-enfants ne puissent pas bénéficier de toutes tes connaissances scientifiques érudites et de l'enthousiasme avec lequel tu savais les exposer !

Heureusement, nos filles furent là pour prendre ma relève et assouvir ta soif d'enseigner, de communiquer, de transmettre. Elles prirent vite l'habitude d'attendre, sagement dans leur lit, que tu leur concoctes la plus belle histoire du monde, celle que tu étais capable d'inventer soir après soir, et qui faisait leur dernier bonheur du jour. Fantaisie, imagination, espoir, amour, justice, loyauté... C'était toutes ces valeurs, ces socles essentiels de ta vie, qui flottaient sur les aventures des personnages que tu inventais.

Ce goût du récit, tu l'as encore développé plusieurs années après, en te prenant au jeu d'écrire des contes pour enfants. C'est ainsi que sont nés sous ta plume *Rodolphe le train des rêves, Lucas le pianiste, Pleurs de lune, L'étoile bleue, Un don du ciel, Les vagues.* Des personnages idylliques les habitent, débordant de gentillesse, de curiosité, de courage, de toutes ces vertus qui te sont très chères, qui te ressemblent ou auxquelles tu aspires. Pour un de tes anniversaires, nos filles ont eu la bonne idée de les regrouper en un bel album illustré de leurs dessins d'enfants.

Il est là, si joliment relié avec une photo de vous trois en couverture, posé en évidence sur notre table de salon, et tu le feuillettes de temps en temps quelques minutes au bout desquelles, invariablement, tu le refermes et, me regardant tristement, m'avoues ne plus comprendre un traître mot de ces contes alors que tu te souviens de les avoir écrits toi-même il y a quelques années. C'est un des moments que je choisis alors pour essayer de te convaincre de continuer à te rendre chez l'orthophoniste, afin de préserver les mots qui te restent.

Se rappelant avec nostalgie tant de merveilleux moments que tu lui avais offerts avant de sombrer dans ses rêves de petite fille, Sophie t'avait demandé, pour son mariage, de prendre la parole pendant la cérémonie pour lui transmettre « *un de tes fabuleux messages, papa* ». Tu appelas ton discours « *Le dernier conte* » car, y affirmais-tu, le moment était venu de lui passer le témoin, à elle et à son mari, pour qu'à eux deux ils transmettent ce dernier conte, et d'autres, à leurs futurs enfants. Sois tranquille : ils s'en sortent à ravir et les yeux de tes petits-enfants brillent aussi d'émerveillement tous les soirs.

Les étagères de ton bureau sont remplies d'énormes dossiers que tu as constitués au fil des ans. Il y a bien sûr tous tes livres et notes d'étudiant que tu as soigneusement conservés mais aussi des études mathématiques et techniques élaborées pendant tes heures de loisirs. Voilà plusieurs années que tu ne les consultes plus. Tu sais que leur lecture n'évoque désormais rien pour toi.

Aujourd'hui, il ne te reste que « *mois* » pour parler de toutes les divisions du temps, « *avion* » pour désigner tous les moyens de transport et « *docteur* » pour te référer à une autorité. Ce qui donne lieu à des conversations cocasses où tu me demandes si nous devons nous rendre chez tel ami qui vit à trois pâtés de maison en avion ou si tel collègue habite toujours là-bas loin à gauche, près du grand docteur (Washington).

12.-

Dans 70% des cas l'apparition d'une DFT est sporadique. Cela signifie que la maladie survient par hasard, sans lien avec l'historique familial, de quelque sorte que ce soit, et qu'il est très peu probable que la cause soit génétique.

15 à 20% des patients présentent une histoire familiale montrant des antécédents familiaux de maladies dégénératives connexes (maladie d'Alzheimer, SLA, maladie de Parkinson) suggérant une transmission héréditaire. Cela signifie que les membres de la famille du patient atteints de DFT peuvent avoir une prédisposition familiale pour développer un trouble neurologique.[12]

---

[12] Association France – Dégénérescences fronto-temporales

13.-

Les neurologues cherchent des facteurs communs chez les personnes atteintes d'APP. Il est démontré que la maladie touche un peu plus les hommes que les femmes, qu'elle attaque à un âge plus précoce que l'Alzheimer, qu'elle se manifeste surtout chez des sujets ayant un niveau intellectuel élevé et que le facteur héréditaire est présent dans 15% à 20% des cas. Je réalise que oui, que dans ta famille maternelle proche il y a plusieurs cas d'Alzheimer ou d'autres démences. Ton ADN est maintenant conservé à l'hôpital où se trouve le service de neurologie qui te suit pour l'inclure éventuellement dans de futures études sur cette maladie. Je me demande de mon côté si de hauts niveaux d'angoisse ne favoriseraient pas aussi l'installation de cette dégénérescence.

Un jour, il y a maintenant six ans, alors que nous dînions à la maison en tête à tête, tu m'as demandé, l'air préoccupé : « Comment s'appelle donc la pièce du haut où nous rangeons nos vieux trucs ? ». Je te répondis et tu t'exclamas, heureux : « Mais bien sûr, suis-je donc distrait, c'est le grenier ! ». Tu me répétas la même question à quelques jours d'intervalle et souris d'un air malheureux lorsque je te répondis. Trois mois plus tard, tu m'avouas, de la panique dans les yeux, que tu avais remarqué que certains mots, toujours les mêmes, t'échappaient. Je te répondis alors qu'il m'était arrivé la même chose, quelques années plus tôt, mais que ces mots oubliés étaient revenus tout naturellement au bout de quelques mois. « Sans doute un stress passager » argumentai-je.

Ce qui était vrai, j'avais bien souffert d'une légère anomie, qui avait disparu en quelques mois et pour laquelle je n'avais même pas consulté. Mais j'en rajoutai sur le caractère passager et inoffensif de la chose, tentant de mon mieux de te rassurer, une tâche où j'excellais après tant d'années partagées. Oui, j'étais devenue une experte en la matière. Te rassurer, te tranquilliser, faire reculer tes angoisses… Je m'y suis employée pendant des décennies, presque instinctivement, sans bien réaliser toute l'énergie que cela me demandait.

Tes angoisses, tu les as égrenées inlassablement dans notre intimité, en les soulignant de ton visage le plus sombre, sourcils froncés, regard égaré, comme perdu dans un monde semé d'embûches qui ne serait pas fait pour toi.

« Qu'allons-nous devenir, nous qui devons nous marier en hâte, très jeunes, pour accueillir un enfant qui n'a pas été programmé ? » Que notre voyage de noces en Corse, par une belle semaine ensoleillée d'octobre, fut pesant tant tu ressassais les pires scénarios. Ton angoisse masqua le charme de Bastia, Calvi, Porto, Saint-Florient, les Calanche. Tu ne pus malheureusement pas apprécier les paysages, nos balades en forêt, ni les petits restaurants de bord de mer… Quelle frustration avais-je alors ressenti, moi qui avais tant rêvé de ce premier voyage à deux !

« Comment vais-je terminer mes études ? » Tu étais certain qu'un prof particulièrement vache t'empêcherait d'obtenir ton diplôme.

Viendrait ensuite le service militaire, encore obligatoire à l'époque. « Treize longs mois. C'est atroce ! »

Or, la vie avançait et tout nous souriait. Mais une fois ton diplôme en poche et tes obligations militaires remplies, tu étais sûr qu'aucune entreprise ne voudrait de toi.

Une fois dans la vie active, on te licencierait et nous nous retrouverions à la rue. Tu restas cependant plus de 30 ans dans la même société, en y grimpant de nombreux échelons. Mais chaque échelon s'accompagnait d'un nouveau défi et surtout d'un nouveau patron, et tu voyais en chacun d'eux, au mieux un imbécile prétentieux qui ne t'apprenait rien et ne t'écoutait pas, au pire une menace pour la stabilité de ton emploi.

Je trouvais naturel de te rassurer, incessamment, tant mon bonheur dépendait du tien :

« Oui, nous aurions un bébé, le plus beau bébé du monde, le plus aimé aussi puisqu'il avait été conçu avec passion la nuit étoilée de nos fiançailles. Nous fondions une famille, n'était-ce pas là le plus beau moment de nos vies ? Et de surcroît nous avions reçu un soutien sans faille de nos parents.

Oui, tu obtiendrais ton diplôme d'ingénieur parce que tu étais passionné, doué, travailleur, et qu'aucun professeur n'avait de dent particulière contre toi.

Oui, ton service militaire nous séparerait, encore, et je resterais éloignée de toi de longs mois. Mais j'aurais alors trouvé un emploi et, avec mon salaire et ta solde de sous-officier, nous deviendrions indépendants. Quelle fierté !

Oui, tu trouverais un job après tes obligations militaires, peut-être pas immédiatement dans l'aéronautique, mais qu'avait de mal un passage par du commercial dans une multinationale ?

Non, tel patron ne t'en voulait pas à mort. Lui aussi défendait son poste et dépendait d'un supérieur qu'il fallait contenter. »

Je partageais tes nuits blanches, tes draps trempés de sueur. Venaient ensuite des journées qui brillaient par ton soulagement, tes sourires rassurés. « En es-tu bien sûre ? Tu crois vraiment que ça marchera ? Que deviendrais-je sans toi ? Promets-moi de ne jamais me quitter ! » Alors, jubilant, tu m'enlaçais, tu tenais à fêter ça, l'espoir retrouvé, le bonheur revenu. Quoi de mieux que d'appeler des amis, pour un petit dîner. Et tu étais tellement heureux que tu multipliais accolades, rires et invitations. « C'est ma tournée ! » Ce n'est pas par hasard que tes amis t'ont surnommé *L'enthousiaste*... car c'est cette facette festive de toi qu'ils voient et qu'ils aiment, la sombre est toujours restée à la maison, entre nous deux.

L'APP a exacerbé ces angoisses jusqu'à des niveaux difficilement supportables.

Elles sont arrivées à un point culminant quelques mois avant le diagnostic et la prescription d'un patch transdermique qui les a atténuées. Toutefois, c'est avec quatre heures d'avance que nous devons maintenant arriver à l'aéroport pour prendre un vol national et tu t'en soucies quinze jours avant, en me posant inlassablement la même question, avec des gestes, à ta nouvelle manière : « À quelle heure faut-il partir de la maison ? » Je fais le compte à rebours, et je te l'écris pour te rassurer et que tu puisses le consulter à volonté. L'avion décolle à 10h. Nous devons arriver à l'aéroport à 8h30, une marge d'une heure et demie est largement suffisante même en cas d'embouteillage au contrôle de sécurité. Nous devons donc quitter la maison à 7h30, 8h aurait suffi mais au cas où la circulation serait particulièrement dense, allons, prenons de la marge. Tu passes du papier à ta montre et de ta montre au papier pendant de longues minutes, tu pointes du doigt chaque marque d'heure du cadran, méthodiquement, et tu me réponds : « Alors à quelle heure dois-je me lever ? ». « À 6h30. » « C'est bon, je serai debout à 5 h, on ne sait jamais ce qui peut arriver, et je te conseille d'en faire autant. Et puis, à quelle heure as-tu dit que l'avion décollait ? ». Une fois à l'aéroport, puisque tu ne comprends plus une carte d'embarquement imprimée et encore moins celles qu'affichent maintenant nos téléphones portables, tu me questionnes cent fois : « Où est notre avion ? » Je te réponds, calmement. « En es-tu sûre, vraiment sûre ? » Je te montre, écrit noir sur blanc, le numéro de notre porte d'embarquement. Cette preuve ne te suffit pas. Tu entres alors, comme affolé, dans des magasins de l'aéroport pour que des vendeurs te confirment où tu dois te rendre. Je suis tellement vexée que tu ne m'accordes plus ta confiance !

C'est d'ailleurs à la suite d'un voyage que je reçus une première alerte sur ce seuil d'angoisse anormalement bas. Un de mes frères, gériatre, et sa femme nous proposèrent de les accompagner en Afrique du Sud où séjournait leur fils. Mon travail m'en empêchait, malheureusement car voyager a toujours été une de mes passions, mais toi tu venais de prendre ta retraite, anticipée, et tu étais non seulement libre comme l'air mais aussi complètement déboussolé. Je pensai alors que cette parenthèse originale de quinze jours te ferait le plus grand bien. En effet, tu avais très mal vécu cette *jubilation* (joli terme désignant la retraite en espagnol) prématurée. Tu t'étais senti injustement mis au rebut par la multinationale à laquelle tu avais consacré plus de 30 ans de ta vie. Comment pouvait-on te congédier de la sorte, toi qui avais même été élu par tes pairs, quelques années plus tôt, Président de l'association nationale des entreprises spatiales ? Tu cafardais fort et j'imaginai que la découverte du Cap et le contact avec la faune et la flore du parc Kruger te changeraient les idées et t'aideraient à réaliser qu'une retraite active et festive pouvait aussi avoir du bon. J'entrepris donc de te parler de ce voyage. Tu n'étais pas partant du tout. « Avec toi, oui, mais moi tout seul, pas question. » À force de persuasion, nous finîmes par prendre ton billet d'avion. Vint le jour du départ. Tu faisais escale à Amsterdam où tu devais retrouver Arnaud et Martine. Tu m'appelas de là-bas, angoissé : ils n'étaient pas au rendez-vous, alors tu rentrais à Madrid. Je te conseillai de t'adresser à un bureau d'information de l'aéroport pour demander si leur vol de Lyon était arrivé. En fait, depuis mon ordinateur, te gardant au bout du fil, je consultai les atterrissages à Schiphol et vis que leur avion avait eu quelques minutes de retard. Ils ne sauraient tarder à te rejoindre en salle d'embarquement pour Le Cap. En effet, ils arrivèrent. L'apparition de la Vierge Marie ne t'aurait pas comblé davantage. Tu m'embrassas téléphoniquement avec effusion. Ouf ! Tout allait mieux.

Pendant les quinze jours que dura ce voyage, tu m'appelas à quelques reprises. Le voyage se passait bien mais tu avais hâte de rentrer. À ton retour, je te pressai de questions. « Raconte-moi tout, veinard ! » Je n'obtins que de vagues informations. « Les hommes ne savent pas raconter » dit-on. Tu fus économe en descriptions mais tes photos étaient là, par centaines. Tu te disais ravi et espérais y retourner un jour, avec moi. Je compris bien que, comme au retour d'autres voyages, tu te réjouissais de celui-ci parce qu'il était fini et que tu te sentais soulagé d'être rentré sain et sauf.

Je ne résistai pas à la tentation d'appeler mon frère quelques jours plus tard pour lui demander comment, vraiment, ce voyage s'était passé en ta compagnie. « Infernal » me répondit-il avec la franchise qui le caractérise. Cet adjectif m'interpella mais ne fit que confirmer ce dont je commençais à me douter. Tu avais fortement développé ta faculté de t'inquiéter à tous propos et de stresser au passage tous ceux qui t'entouraient. En raccrochant, j'observai alors en moi un mélange de sentiments. Soulagement, d'une part, puisque je n'étais pas le seul vilain canard qui avait du mal à te supporter ces derniers temps. Remords d'avoir contribué à gâcher le voyage de mon frère et de sa femme. Peur de l'avenir avec toi aussi. « Après quelques jours de voyage, ajouta mon frère, l'ambiance était devenue tellement insupportable que j'ai dû m'enfermer une matinée entière avec ton mari pour essayer de le raisonner, de le tranquilliser, de dissiper ses angoisses qui se manifestaient à tous bouts de champ et pourrissaient l'atmosphère. Mais il n'était pas à l'écoute. Nous n'avions jamais décelé cette facette de sa personnalité avant ce voyage, mais nous n'avions pas non plus voyagé avec lui sans toi. Si ton travail d'amortisseur dure depuis des années, tu dois être épuisée ! Il faut que ton mari se soigne, c'est urgent, pour lui comme pour toi. »

14.-

La pathologie sous-jacente des dégénérescences fronto-temporales est très complexe. Il arrive que les diagnostics cliniques et pathologiques ne correspondent pas toujours. Les symptômes peuvent en effet apparaître dans un ordre différent de celui généralement observé et il arrive même que certains symptômes ne surviennent pas. Les moyens techniques se développant très vite, il arrive aussi que les pathologistes puissent être amenés à utiliser une terminologie différente en fonction de la technologie utilisée.

En général lorsqu'on examine au microscope les tissus des lobes frontaux et temporaux, ils montrent une perte de neurone ainsi qu'une gliose (tissu cicatriciel ou atteinte aux cellules nerveuses dans le cerveau ; la glie étant le tissu de soutien de système nerveux central). La plupart des neurones restants sont dégénérés ou de forme anormale et ils contiennent des agrégats de protéines anormaux.

Deux protéines différentes étaient encore récemment impliquées dans la pathologie des dégénérescences fronto-temporales. Une troisième protéine a été décelée comme pouvant également être impliquée dans certaines formes de dégénérescences fronto-temporales.

Il s'agit principalement de :
*- la **protéine Tau**,*
*- la **protéine TDP-43**,*
*- et plus récemment la **protéine FUS**.*

*Une **Tauopathie** (dégénérescence fronto-temporale-TAU) est le terme utilisé lorsque la protéine TAU est retrouvée dans les neurones à l'examen du cerveau. Elle s'accumule sous forme d'agrégats. (...) Les Tauopathies représentent à peu près 30% des dégénérescences fronto-temporales. La protéine Tau a normalement pour rôle d'assurer la formation et la stabilité des microtubules qui constituent en quelque sorte le « squelette » des neurones.*

*Lorsque les agrégats de protéine TDP-43 sont identifiés dans les neurones, on parle de protéinopathie **TDP-43**. Cette protéine a été identifiée dans les dégénérescences fronto-temporales en 2006. Les protéinopathies TDP-43 représentent la forme histologique* principale (environ 60% des dégénérescences fronto-temporales).*

*Plus récemment, des chercheurs ont décelé une troisième protéine. Dans environ 10% des cas, les dégénérescences fronto-temporales ne présentaient ni protéine Tau ni protéine TDP-43 mais ils ont mis en cause une troisième protéine : **FUS**.*

Les scientifiques espèrent que la recherche sur ces protéines fournira de nouvelles pistes permettant de trouver des traitements contre les dégénérescences fronto-temporales.[13]

---

[13] Association France - DFT

15.-

Je fouille aussi du côté de l'hypocondrie. Serait-ce un facteur facilitant l'installation de la maladie ?

S'émerveiller, être capable de s'extraire de l'ego, ne rime pas avec hypocondrie, cette maladie infernale qui t'a tenu éloigné de tant de plaisirs.

Comme il est loin ce temps où j'étais même fière de me rendre utile en t'accompagnant faire une prise de sang. Tu ne te sentais pas capable de t'y rendre seul tant la vue d'une aiguille te faisait tourner de l'œil. « Imagine qu'ils m'injectent de l'air au lieu de m'extraire du sang... je pourrais en mourir ! ». La première fois, plutôt amusée, je pris l'épisode à la légère mais je compris vite que tes craintes étaient fondées lorsque, juste après la piqûre, tu t'évanouis sur mon épaule. « Il faut toujours que ça tombe sur moi et sur de grands gaillards ! » s'exclama l'aide-soignante en te relevant. Nous prîmes donc l'habitude de demander aux infirmières de te laisser allongé quelques minutes après une prise de sang pour te permettre de reprendre tes esprits.

Quelle rude maladie que cette hypocondrie ! Un bouton sur la jambe ? C'est le signe d'un cancer de la peau. Une toux prononcée ? Une pneumonie mortelle. Des maux de tête ? Une tumeur au cerveau. Une constipation de 48 heures ? Une nécrose des intestins. Le pire t'attend toujours au tournant et te plonge dans une angoisse épouvantable. Il faut dire que ton enfance a baigné dans une lourde ambiance de suspicion médicale qui ne laissait aucune place à l'aventure ou au risque.

Faire du ski ? Une seule expérience te suffit, à 18 ans, pour comprendre que dévaler des pistes dures où tu risquais de te casser un bras ou une jambe, sans parler du risque de prendre froid, n'était pas pour toi. Mais tu prétextas que ton 46 de pointure ne trouvait aucune botte confortable pour ne plus retourner sur les pistes, et je n'y vis que du feu. Nous bannîmes donc ce sport de nos activités.

Monter à cheval ? À 20 ans, un tour de manège te suffit pour te retrouver assis de travers sur la selle et estimer que les chevaux étaient des animaux imprévisibles qui pouvaient vous envoyer à terre en un clin d'œil. Ce sport fut aussi rangé aux oubliettes.

Le parapente ? Tu eus plusieurs fois l'occasion d'en faire, tu en mourais d'envie, tu admirais ceux qui se lançaient dans le vide en répétant « Ils en ont de la chance ceux-là, comme ils s'amusent ! » Ce sport était le summum pour un passionné d'aéronautique comme toi. Tu savais si bien me décrire toutes les sensations de ceux qui s'y risquaient mais j'avais beau t'encourager, ce n'était pas pour toi non plus, trop dangereux.

Un été, mon père qui t'appréciait fort te surprit en te faisant un cadeau empoisonné : un cours de vol à voile intensif d'un mois au terme duquel tu obtiendrais un brevet de pilote de planeur. Je vis le sang se glacer dans tes veines lorsqu'il te l'annonça en grande pompe, comme il savait si bien le faire, bouteille de champagne à la main. Tu ne te sentis pas la force de le décevoir.

Et tu le suivis, ce cours. Les filles, puisque Sophie avait vu le jour un an plus tôt, et moi t'y accompagnions tous les jours. Il faisait beau dans ce coin vert du nord de la France ! Nous, tes femmes, nous jouions sur l'herbe à proximité du petit aérodrome pendant que toi tu suivais tes classes avec l'instructeur. J'aurais tant aimé te voir exulter ! Mais non, c'était ton visage sombre qui répondait à mes questions pressantes sur tes impressions, là-haut, tes sensations, les bruits, le vent, la vue, les manettes... Tu eus le courage d'aller jusqu'au bout et d'obtenir ton diplôme à la fin du mois d'août, après un lâcher, le premier et le dernier, dont tu te tiras d'ailleurs fort bien.

Avec l'APP, ton hypocondrie a atteint des niveaux inouïs. Désormais, tu revêts chaussettes et chaussures d'hiver en août lorsque nous nous tenons dans le jardin en fin d'après-midi par 35° à l'ombre. Tu es fermement convaincu que l'humidité qui remonte de l'herbe peut « jouer un mauvais tour », c'est ta sempiternelle expression, à tes bronches. Tu as renoncé à accompagner tes petits-enfants chez le Père Noël en Laponie pensant que tu n'en supporterais pas les basses températures.

Et pourtant, qu'il fut beau de voir ces petits, alors âgés de 4 à 6 ans, se lever d'eux-mêmes très tôt et se précipiter, complices, vers leurs combinaisons, moufles et gants pour s'emparer des luges et dévaler dans des éclats de rire la pente douce qui conduisait au chalet que nous avions loué pour cette escapade familiale. Leur plaisir était tellement intense que le froid n'avait aucune prise sur eux. La veille de notre retour, c'est à une heure bien avancée de la nuit qu'ils plantèrent la carotte, que nous avions pris soin de glisser dans nos bagages, entre les deux boutons d'yeux de leur dernier bonhomme de neige. Leurs parents, nos enfants, n'oublieront jamais les expressions d'excitation et de panique des petits à l'entrée de la gigantesque grotte qui menait à l'antre du Père Noël. Une pente voûtée interminable, résonnant de voix d'outre-tombe sur fond de musique futuriste, éclairée indirectement dans des dégradés de mauve, happait adultes et enfants vers la rencontre tant attendue. Nous avions bien répété la chanson avec laquelle nous allions charmer le personnage. Après un passage par le bureau de poste où nous ajoutâmes nos précieuses missives aux milliers de lettres qui s'y acheminaient du monde entier, et une dizaine de parcours dans un train miniature qui serpentait entre des elfes fort occupés à fabriquer de beaux jouets, vint le moment d'entrer dans l'imposant salon où trônait un grand Père Noël bien bedonnant, avec une barbe qui lui arrivait aux genoux, qui s'adressa aux enfants paniqués en une langue qui leur était incompréhensible, ce qui ne fit qu'ajouter au mystère. Même Hugo, pourtant généralement imbus de son rôle de cousin aîné, ne parvint pas à dominer sa peur ni à rassurer Rafael en larmes. Il tâcha de dissimuler son effroi en entreprenant de savantes galipettes sur le tapis moelleux qui s'étendait aux pieds du Père Noël. C'est donc couché à terre qu'il apparaît sur la photo officielle que nous gardons de ce moment historique. Dans l'émotion du moment nous oubliâmes d'entonner notre chanson. Rafael s'en aperçut pendant le dîner. Une promesse étant sacrée, nous retournâmes le lendemain, plus sereins, nous acquitter de notre tâche.

Quel dommage que ta panique du froid t'ait empêché de goûter ces moments magiques ! Ce qui est plus grave c'est que tu te fermes à toute tentative de raisonnement, qui plus est si elle émane de moi ou de ton environnement proche. Il a fallu que je m'entende avec tes médecins pour te faire passer certains messages. Tu ne supportes pas davantage de lutter contre le froid en portant des vêtements ad hoc. Les écharpes et tee-shirts molletonnés que je t'ai achetés au fil des ans se morfondent au fond de leur tiroir. Je n'ai jamais compris que l'on craigne le froid autant que toi et que l'on refuse de se couvrir.

Grâce à cette écoute obsessionnelle de ton corps, il est vrai que tu es un *sexygénaire* en pleine forme physique. Tu as minutieusement réglé tes activités sportives pour entretenir ta forme. Tu nages et pédales tous les jours, tu joues au golf plusieurs fois par semaine, tu manges avec beaucoup de modération, tu consommes très peu d'alcool... et tu consultes tes médecins régulièrement pour qu'ils te lisent des bulletins de santé rassurants. Certes, dans ta jeunesse, tu grillais trois paquets de blondes par jour mais tu as su te désintoxiquer à 40 ans. Nous étions attablés un 28 décembre dans un petit bar de Fontarabie et tu m'as montré une poubelle à l'entrée de l'établissement. C'était l'époque où l'ETA posait encore des bombes et ma première réaction fut de penser que tu venais de voir quelqu'un y placer un paquet douteux et qu'il fallait que nous prenions nos jambes à notre cou. Rien de tel ! Tu t'es tranquillement levé et, avec une tête d'enterrement, tu es allé y jeter ton dernier paquet de cigarettes et le briquet en plastique qui l'accompagnait. Pendant le mois suivant, tu t'es défoncé tous les jours à faire des heures de bicyclette pour éviter d'avoir les mains libres et d'allumer une cigarette. Tu n'as jamais refumé. Comme j'admirais ta détermination, ta volonté ! Tu étais vraiment un excellent exemple à suivre. Quelle chance pour nos filles de t'avoir comme modèle !

16.-

Les premiers troubles sont une modification insidieuse de la personnalité et du comportement. De manière variable d'un patient à l'autre, les troubles comportementaux associent une négligence physique, une altération des convenances sociales allant jusqu'à la désinhibition verbale ou gestuelle (...), une impulsivité, (...), une jovialité puérile et inappropriée, (...), des conduites stéréotypées (tics, activités rituelles, vérifications perpétuelles) (...). Au plan affectif, le patient apparaît dépressif, amorphe, indifférent à tout et à tous avec parfois, à l'inverse, une hyperémotivité puérile. [14]

---

[14] Larousse – Guides santé – Dr. Bernard Croisile

17.-

Nous occuper de notre santé psychologique, comme me l'avait suggéré mon frère gériatre ? Oui, nous avions déjà fait plusieurs démarches dans ce sens. Sentant que mon propre équilibre émotionnel vacillait, j'avais commencé à consulter un mois après la naissance de notre premier petit-fils, Hugo. Je ressentais le besoin d'améliorer mon état psychologique pour retrouver l'entrain nécessaire qui me permettrait de donner le mieux de moi-même à ce petit être. Pendant deux ans, je consultai donc une psychanalyste avec laquelle j'entrepris de démêler certains nœuds.

Arrivent tes 59 ans. Je ne parviens plus à te rassurer, ni même à te parler. Tu es devenu complètement hermétique. Ton angoisse a atteint un nouveau record depuis que ton DRH t'a invité à envisager un départ à la retraite anticipé. Tu buttes de plus en plus sur les mots. Nous consultons un premier neurologue. Première résonance magnétique. Premier électroencéphalogramme. Rien de préoccupant, nous dit-on. Révision dans un an.

Dans un an, ce sera ton soixantième anniversaire. Je ressens alors le besoin de marquer un grand coup en te confortant dans un domaine qui t'est particulièrement cher, l'amitié, une vertu que tu cultives naturellement avec le plus grand soin. Voilà, pour franchir ce cap de la soixantaine, je vais t'entourer de tes meilleurs amis, les anciens et les nouveaux, tous des gens adorables, à ton image, sincères et authentiques, et leur présence massive et chaleureuse autour de toi va te guérir en te rappelant notamment qu'une très belle vie peut exister hors boulot. Loin de toi la *retraite* au sens de repli sur soi-même, à nous la *jubilation* ! J'organise donc une grande fête surprise à laquelle participent, pendant tout un week-end, la cinquantaine de proches qui t'adorent. Nous projetons des films dont tu es le héros, dégustons de bons vins dans une superbe cave près de Salamanque, dînons et dansons avant de nous promener le lendemain dans un élevage de taureaux. C'est le propriétaire en personne, un torero, qui nous fait les honneurs de son coin de campagne, avec ses chênes centenaires, son parterre vert tendre parsemé de mauve, sous un soleil de mai radieux. Le déjeuner est servi en plein air, face à la Sierra de Gredos dont les sommets sont encore enneigés. Magique ! Tu es ému, comblé, je ne compte plus les photos où tu arbores tes plus beaux sourires. Même Wolfgang et sa femme ont fait le déplacement d'Autriche, Pedro des Pays-Bas et beaucoup d'autres des quatre coins d'Espagne. Tu n'avais rien vu venir, nous avions tout concocté dans ton dos...

Révision l'année de tes soixante ans, chez le même neurologue. Le rapport neuropsychologique fait état d'un 'trouble partiel de la mémoire verbale et de la fluidité sémantique, et d'une légère difficulté d'accès au lexique, compatible avec une détérioration cognitive'. Le médecin recommande une stimulation cognitive et un suivi neuropsychologique.

Je t'invite donc à te rendre chez ma thérapeute, ce que tu fais, pas franchement emballé. Elle te recommande de lire des romans, des journaux, de faire des mots-croisés, en un mot, de sortir de ton nombril. L'expérience dure un an, tu ne parviens pas à suivre ses recommandations et tu trouves qu'elle te fait payer cher des bavardages qui ne t'intéressent pas. Je pense maintenant que, déjà, tu ne devais pas en comprendre le quart. Elle non plus n'a pas su déceler l'APP, cette maladie encore trop peu connue, même des gens du métier. Selon elle, tu aurais effacé le mot « grenier » de ton esprit parce qu'il te renvoie à un passé lointain qui te rend nostalgique, peuplé de vieux objets qui t'attristent. Pourquoi pas ? On peut faire dire tant de choses à un grenier !

Nous consultons l'année suivante un autre neurologue qui nous a été vivement recommandé, un chef de service d'un grand hôpital privé. Avant de le rencontrer, tu passes par une batterie d'examens et de tests (MEC, TMT A et B, CERAD, Test de Barcelone, Fluence verbale, BADS, etc.). Le rapport précise : « Altération du contrôle mental. Forte insécurité pendant l'examen. Manque d'attention et distraction très marquée. Fonctions sémantique et phonologique réduites. Pas d'altération mnésique. Les défauts peuvent découler du manque d'attention. Angoisse prononcée. Non compatible avec une détérioration cognitive. Possible syndrome d'anxiété. » Lors de la consultation à laquelle nous nous rendons pleins d'espoir car là, c'est sûr, ce neurologue va trouver ce qui t'arrive et te soigner efficacement, tu lui expliques, en un langage d'ailleurs riche et clair comme cela t'arrive curieusement lorsque tu es très motivé, que tu es torturé par un sentiment d'injustice face à ce que tu considères comme un licenciement injustifié. Ton passage à la retraite, qui vient d'avoir lieu après une brillante carrière que tu décris avec précision, « t'a tué ». Le médecin te rassure, t'explique que ta santé mentale n'a rien de préoccupant, que tu n'as ni tumeur ni maladie d'Alzheimer (« Après 40 ans de pratique neurologique, je détecte l'Alzheimer dès que le patient pousse la porte de ma consultation »), et que ton anomie est imputable à un énorme stress qui te distrait, te tourmente et t'empêche de te concentrer. Il te prescrit donc de rencontrer une psychologue comportementaliste avec laquelle il collabore depuis de nombreuses années et obtient d'excellents résultats.

Nous nous y rendons, toi de nouveau à contrecœur, moi déterminée à trouver des solutions tant notre vie en commun m'est devenue insoutenable. Elle te prodigue les mêmes conseils que la première thérapeute : lire, te distraire, faire travailler ton esprit (mots croisés, Sudokus…) et, surtout, relativiser ta détresse et te tourner vers les autres (« d'accord, vous êtes à la retraite, mais vous êtes jeune et en bonne santé pour en profiter au maximum, vous avez eu la chance de travailler sans discontinuer, vous avez eu la chance de percevoir une indemnité de départ, vous avez la chance de toucher une retraite confortable, vous avez la chance d'avoir à vos côtés une femme qui vous soutient mais attention, sa patience peut s'évaporer et vous courez le risque de la perdre, vous avez la chance d'avoir des filles qui vous aiment et qui ont réussi dans la vie, vous avez la chance de pouvoir voyager… »). Elle insiste lourdement sur le mot *chance* (je la comprends quand je vois l'état de ceux qui sont dans sa salle d'attente), mais tu ne veux rien entendre. Tu n'as qu'une idée en tête : « tuer les connards qui t'ont licencié ». Et moi je suis épuisée. Épuisée que tu ne t'intéresses qu'à toi, désespérée que tu ne te rendes même pas compte, malgré tous mes signaux d'alerte, que notre couple est en péril. Épuisée par ta rage et par mon impuissance. Fatiguée de vivre, depuis tant d'années, dans une ambiance contaminée au quotidien par tous ces « connards, minables, imbéciles, peigne-culs, vauriens... » que tu juges responsables de tous tes malheurs qui n'en sont point. Écoeurée par toutes ces menaces de tortures que tu profères à leur endroit depuis des décennies et que tu égrènes dans notre intimité avec ce sourire sadique que je déteste. Déçue aussi que tu ne saches pas passer la page en douceur, comme le font tous tes collègues. Effrayée à la perspective des années épouvantables qui m'attendent à tes côtés si tu ne redresses pas la barre.

Quelques mois avant ton départ à la retraite, nous avions été conviés à un merveilleux voyage d'affaires de trois jours à New York avec « le plus gros connard que tu puisses imaginer », ton patron de l'époque, qui avait commis l'erreur de désigner comme successeur un collègue plus jeune que toi, « le roi des connards ». Ton patron était en fait quelqu'un de fort aimable, comme sa femme, pas causant certes mais tout à fait agréable, et notre séjour se déroula très bien. J'insistai à notre retour sur le caractère somme toute normal du personnage, un homme comme les autres, fatigué lui aussi par une longue carrière. Je vis immédiatement à ton expression que tu n'appréciais pas que je prenne son parti et que je n'abonde pas dans ton sens. C'est vrai, j'ai toujours eu tendance à arrondir les angles, à travailler pour la paix des ménages, même professionnels, et cette fois, je ne voyais aucune raison d'enfoncer injustement quelqu'un. J'aurais tant souhaité que vous eussiez des relations au moins cordiales !

De les avoir entendues pendant tant d'années, je les vomis toutes ces menaces que tu adresses aux autres dans notre intimité, à ceux que tu méprises, à ceux que tu crains. Je n'en peux plus. Les premières fois que tu les as proférées, il y a si longtemps, elles m'ont véritablement blessée, je hais la violence, sous toutes ses formes, même verbale. Au fil du temps, je t'ai supplié de ne plus jamais les prononcer devant moi, tant elles me révulsaient. Sans jamais obtenir gain de cause.

Pas plus d'ailleurs que pour une foule de comportements qui me sautent aux yeux maintenant, comme si un voile tombait brusquement après des décennies de vie commune. La musique à fond la caisse à la maison à n'importe quelle heure du jour ou de la nuit ? Depuis quarante ans je te supplie de la mettre en sourdine, il est minuit, nous vivons en immeuble, nous avons des voisins qui travaillent tôt demain. « Mais cette musique est superbe ! Ils vont adorer ! Ils devraient même m'en remercier ! » Enthousiaste, tu l'es toujours, et tu es convaincu que les autres ne peuvent qu'aimer ce que tu adores. Moi, j'en suis venue à détester des groupes ou des chanteurs de talent (Abba, La Oreja de Van Gogh…), ou l'hymne olympique « Barcelona » si joliment interprété par Montserrat Caballé et Freddy Mercury, tant tu les écoutes fort et souvent ! J'en ai la nausée ! J'ai beau te proposer des écouteurs ou d'autres registres musicaux, rien à faire, ce sont toujours les mêmes qui reviennent, à tue-tête, de jour ou de nuit, à la maison ou dans la voiture.

Toujours les mêmes. Oui, tu es un fidèle, en amour mais aussi en habitudes, petites et grandes. Tu adores retrouver les mêmes personnes, retourner aux mêmes endroits, jouer en terrain sûr et connu, ce que je comprends sachant que ton enfance et ton adolescence se sont déroulées dans une ambiance plutôt frileuse par rapport aux découvertes. Pourquoi aller sillonner le monde lorsque l'on est si bien au village, selon les dires d'une mère et de tantes épouvantées par l'inconnu ? Tu appréhendes donc le changement … Le temps de t'y faire. Je déplace un meuble du salon, tu es contrarié, mais pas pour longtemps car le lendemain tu t'exclames généralement que c'est beaucoup mieux comme cela. Nous entreprenons un beau voyage dans un pays exotique… Tu es terne pendant tous ses préparatifs et sa durée, ne cherches pas à te documenter sur les lieux que nous allons visiter, te contentes de suivre et sautes sur la moindre occasion de te plaindre si quoi que ce soit ne se déroule pas exactement comme prévu (et c'est facile pendant un voyage), mais tu rayonnes lorsque nous en revenons et me répètes souvent ensuite, quand ton angoisse de cet inconnu s'est dissipée, qu'il faut absolument y retourner. Comme compagnon de voyage, peut mieux faire…

Autre habitude sans la moindre gravité mais terriblement usante car, dans le fond, une cohabitation satisfaisante dépend de dizaines de petits détails, celle de ces papiers et plastiques que tu jettes allègrement par la fenêtre de la voiture. Quarante ans aussi que je te supplie de les garder dans un coin de la voiture jusqu'à notre prochain arrêt. Mais tu ne supportes pas le désordre et ces déchets n'ont pas leur place dans la voiture. Alors tu les balances. Je lance la conversation sur la pollution, le réchauffement climatique, ou tout simplement l'esthétique… « Des fadaises que tout cela » me réponds-tu, « le réchauffement climatique est une invention de connards ». Je cherche dans mon imagination des images qui pourraient te parler pour t'expliquer toutes les raisons pour lesquelles… Mais quoi, je parle à un gamin de 3 ans ou à un adulte ? J'étouffe, j'ai envie de hurler, je hurle ! Je déteste ce rôle de mère fouettarde, « baisse la musique, ne jette pas de papiers par terre, ne bois pas à la bouteille, pense aux autres… ». Je veux garder celui d'épouse admirative. Avant, j'avais au moins les mots pour essayer de te raisonner, maintenant il ne me reste plus que ma rage à ravaler... ou à exprimer, ce dont, malheureusement, je ne me prive pas. Je suis à bout.

Avant d'en arriver là, j'avais encore profité d'instants en tête-à-tête pour essayer de te raisonner calmement. La voiture est un de ces merveilleux endroits dont tu ne peux t'échapper. Entre ses quatre côtés, l'anguille ne peut plus glisser, le dossier urgent ne peut être ouvert. Cinq heures nous séparent du domicile de ma mère, âgée, que nous allons voir régulièrement. Tu adores ces escapades, le bord de mer et les huîtres, et ma mère qui, même nonagénaire et physiquement diminuée, aime toujours sortir et bavarder, ou nous le fait croire, elle tellement tournée vers les autres.

Sa disparition en quinze jours, après une fracture du fémur, fut encore plus douloureuse en raison de ton comportement. Le soir de son décès, chez elle, nous étions nombreux et il me fallut dormir dans sa chambre, dans son lit. J'éclatai en sanglots en m'introduisant dans ses draps. Des sanglots que j'avais plus ou moins réussi à réprimer pendant la journée, bien entourée que j'étais par frères et enfants, mais que maintenant, ma tête sur son oreiller, je n'arrive pas à contrôler. Tu lis ta BD dans le lit d'à côté et je te revois baissant tes lunettes sur ton nez, me regarder en larmes et me demander : « Que t'arrive-t-il ? » Pas un geste, pas un baiser, pas une main sur mon épaule, rien. J'avais tant besoin de ton affection à ce moment-là. Je dus sortir dans le salon pour me calmer. J'aurais préféré que tu ne fusses pas là.

Le lendemain, au funérarium, nous veillons son corps, toi et moi seuls, assis côte à côte dans cette pièce froide d'hiver et de tristesse. J'aurais tant aimé que nous parlions d'elle, de son goût pour la vie, de son dévouement, de l'adoration qu'elle portait à ses enfants, toi compris, et petits-enfants. Je me tourne vers toi pour commencer à évoquer quelques souvenirs tendres… Tu dors.

Plus tard, à l'église, alors que nous écoutons un morceau qu'elle avait elle-même choisi, recueillis devant son cercueil, ton portable sonne… et tu réponds, comme si nous étions sur la place du village. Pourquoi n'es-tu donc pas resté à la maison ?

18.-

Symptômes émotionnels
- *Apathie* : perte d'intérêt, perte d'initiative. L'apathie est souvent confondue avec la dépression, mais les malades atteints d'apathie ne sont pas tristes.
- *Modification émotionnelle* : les émotions deviennent inexistantes, exagérées ou inappropriées. Elles peuvent sembler totalement déconnectées d'une situation ou sont exprimées à un mauvais moment.
- *Modification des sentiments vis-à-vis des autres* : perte de la faculté de « lire » les signaux sociaux, tels que les expressions de visages ; difficultés à comprendre les rapports sociaux. La perte d'empathie donne à penser que les malades deviennent indifférents aux autres, égoïstes -par exemple le manque de réaction à un accident arrivant à un membre proche de la famille.
- *Perte de conscience de soi* : incapacité à se rendre compte des modifications de ses comportements et de l'impact qu'ils ont sur les proches. Cette perte de conscience est très difficile à gérer par les aidants car il arrive souvent que les malades refusent les efforts faits pour les aider puisqu'ils ne les comprennent pas. [15]

---

[15] Association France - DFT

19.-

Quelques mois plus tard, de nouveau enfermés dans la voiture, je t'invite à réfléchir, ensemble, sur le chemin que nous avons parcouru côte à côte, plus de 40 ans déjà. Je te fais part de mon malaise, de ces dernières années que je vis très mal alors que tout pourrait redevenir comme avant si tu acceptais de déposer quelques armes, celles qui m'irritent et me blessent, si tu acceptais de sortir de toi.

Je me rappelle, tirées d'un bouquin que Sophie m'avait offert, *S'émerveiller*[16], des phrases qui m'avaient frappée tant elles transmettent bien mon regret de te voir te replier sur toi même et renoncer à la capacité d'émerveillement que nous portons tous en nous: « *Cette question de l'hors-de-soi me paraît capitale dans la possibilité qu'advienne l'émerveillement. Pour défamiliariser le réel et le voir « tout en nouveauté », comme l'écrit Baudelaire, on doit être capable de s'extraire de l'ego. Accéder à la voyance, à la disponibilité poétique au monde, n'est possible que lorsque les yeux sont tournés vers l'extérieur.* »

Je te demande alors de te projeter vers l'avenir. Comment conçois-tu ta vie future ? Quelles sont les valeurs pour

---

[16] Belinda Cannone – S'émerveiller – Éditions Stock p. 50

lesquelles tu as encore envie de lutter ? Deux mots tombent, froidement : l'argent et la santé. Pour le romantisme, on repassera.

Je souhaitais bien évidemment que tu parles de NOUS au futur, de cette dernière plage à parcourir ensemble, le regard tourné vers une mer calme, d'un bleu peut-être moins intense mais foulant à nos pieds un sable encore chaud.

Suite à ta décision de quitter la psychologue comportementaliste, après quatre mois de thérapie, 16 séances d'une heure et demie, et à ton constat « Elle est incapable de me redonner les mots, elle ne m'écoute pas, elle n'y connaît rien », un de nos amis, psychiatre, me proposa d'essayer de nous aider, ce que je m'empressai d'accepter. Sous le couvert de te conseiller des médicaments pour la mémoire, un sujet que ton hypocondrie adore, tu acceptas donc de le rencontrer en sa consultation. Homme charmant, délicat, expérimenté, très cultivé… Tu revins de la première séance désespéré. « Il m'a parlé de choses incompréhensibles en me faisant des dessins sur un tableau noir. Moi je veux des médicaments pour retrouver la mémoire. » Après des mois de suivi patient, ce professionnel diagnostiqua 'un profond déficit d'attention jamais traité, doublé d'une anxiété généralisée ayant l'hypocondrie comme manifestation majeure, deux troubles qui ont masqué les symptômes neurologiques présents et empêché un diagnostic de la situation actuelle'.

Au bout d'un an de thérapie psychiatrique, un troisième neurologue recommandé par un médecin ami de la famille, qui te voit après avoir lu les comptes-rendus des précédents et du psychiatre, pose, enfin, le diagnostic d'une démence fronto-temporale.

20.-

Le diagnostic des dégénérescences fronto-temporales est difficile à poser. Il n'existe pas à ce jour d'examen spécifique permettant d'établir un diagnostic de dégénérescence fronto-temporale. Le recours aux techniques avancées d'imagerie cérébrale, IRM (Imagerie par Résonance Magnétique, qui permet d'obtenir des vues 2D et 3D du corps vivant) particulièrement et scintigraphie cérébrale, aident néanmoins à poser un diagnostic plus précis.

Les symptômes sont souvent mal interprétés car des troubles du comportement ou une certaine apathie peuvent être confondus avec une dépression, avec une maladie d'Alzheimer affectant des personnes jeunes, ou d'autres troubles neurologiques ou psychiatriques.

Malheureusement un diagnostic ne peut être formellement confirmé qu'après l'autopsie du cerveau du malade.[17]

---

[17] Association France - DFT

21.-

Oui, enfin ! Enfin, parce que je l'avais pressenti sans vouloir y croire. Mais là, je tape « démence fronto-temporale » et Docteur Google te décrit avec précision. Je surfe sur une foule de sites concernant cette maladie et je te trouve : perte de mots, troubles du comportement, manque d'empathie, hyper religiosité... C'est frappant ! Comment tous les professionnels que nous avons consultés ces cinq dernières années n'ont-ils pas évoqué cette possibilité ? Elle est pourtant là, sur Internet, référencée des milliers de fois ! C'est la pire nouvelle de ma vie et je la reçois abasourdie mais soulagée. Cet homme insupportable que tu es devenu, avec lequel je ne voulais plus vieillir, est en fait un malade, un malade que je vais aimer, différemment certes, mais aimer. Je sais que cela ne sera pas facile, que cette nouvelle me tombe dessus alors que je suis psychologiquement épuisée, déprimée, que j'ai grossi, que je me trouve moche... mais il est des circonstances que l'on doit affronter la tête haute et le cœur aimant. Alors, allons-y ! La vie n'est-elle pas précisément attachante pour ses hauts et ses bas, ses défis sans cesse renouvelés ? Je compte bien vivre cette épreuve avec la même intensité que celle que nous avons insufflée à tant de merveilleux moments partagés ! Je te le dois bien, à toi et à nos filles aussi.

Le diagnostic est posé, il faut agir maintenant. Docteur Google m'apprend aussi que, parmi les démences fronto-temporales, celle qui se manifeste principalement par une déficience du langage s'appelle aphasie primaire progressive (APP). De fil en aiguille, j'aboutis à une thèse doctorale sur l'APP élaborée par un jeune neurologue qui consulte dans un hôpital public madrilène, près de chez nous. Je lui envoie un courriel en y joignant tes dossiers des années précédentes et il me répond le jour même en me proposant un rendez-vous dès la semaine suivante. Toute une batterie de tests t'attend, à laquelle on me laisse assister, et je constate avec effarement que tu lis parfaitement à voix haute des mots en minuscules mais que tu ne sais pas où accentuer ceux qui sont en majuscules, que tu as du mal à établir des associations (à quel dessin reliez-vous cette bouteille ? à un verre, à une échelle ou à une fenêtre ? Horreur... tu ne sais pas), que tu ne peux pas mettre de mot sur l'image d'un marteau ou d'une carotte (« Je sais à quoi ça sert mais je ne trouve pas le mot »), que tu ne sais plus conjuguer les verbes autrement qu'au présent... Même le futur et le passé composé t'échappent. Et pourtant, le prétérit et l'imparfait du subjonctif, très courants dans le langage parlé, que les très jeunes enfants manient avec naturel, sont si beaux en espagnol ! Hauts comme trois pommes, ils prononcent déjà tout naturellement des phrases qui sembleraient affectées en français, du genre : *Ils nous dirent que nous vinssions mais nous ne pûmes car nous jouâmes au foot toute l'après-midi.* Entre les quatre murs blancs du bureau de ce neurologue, tu ne peux plus dissimuler et je me rends compte à cet instant précis que, dans la vie courante, tu as fantastiquement bien réussi à tromper ton monde, tout ton monde, y compris moi, tes proches, les moins proches et même tes collègues de bureau que j'interrogerai quelques mois plus tard et qui me diront n'avoir rien remarqué sinon une difficulté à apprendre de nouveaux mots en cours d'anglais.[18] Une tomographie par émission de positrons (PET dans son acronyme anglais), la seule imagerie capable de montrer ta maladie (pourquoi les autres neurologues ne l'ont pas pratiquée ?), met en évidence les zones de ton cerveau qui sont atteintes. « Vous voyez, Madame, ces zones noires sur les parties frontale et temporale sont celles où les cellules ont disparu, remplacées par du liquide céphalorachidien ». Dans un de mes mails, avant notre premier rendez-vous avec ce nouveau praticien, je lui avais demandé de ne pas prononcer le mot 'démence' devant toi, sachant qu'il pouvait te plonger dans une horrible dépression. Il l'évoque cependant, je lui fais signe, non, s'il vous plait, pas cela... Il me répond de ne pas m'inquiéter, ce mot fatidique tu ne le comprends pas, comme tant d'autres...

Tu le supplies alors de te redonner la mémoire, de t'opérer (tu fais le geste d'ouvrir ton crâne), de te prescrire des médicaments, quelque chose... Il te répond que, malheureusement, la médecine en son état actuel ne peut rien pour toi.

En sortant de la consultation, tu me demandes de t'expliquer ce qu'a dit le docteur. Ravalant alors mes larmes, ma salive, mon désespoir, je t'explique que, bientôt, ce médecin pourra te redonner les mots.

---

[18] « *Les patients peuvent en effet apparaître presque 'normaux' devant des tiers alors que leurs difficultés se manifestent lorsqu'ils sont seuls avec l'aidant principal comme s'ils mobilisaient davantage de ressources en société* ». Larousse – Guides santé. Dr. Bernard Croisile

22.-

Les dégénérescences fronto-temporales se différencient de la maladie d'Alzheimer principalement en ce que :
- dans la maladie d'Alzheimer, la perte de la mémoire ancienne et la difficulté à retenir une information nouvelle sont prédominantes, et les difficultés à se situer dans l'espace sont importantes ;
- alors que dans les dégénérescences fronto-temporales, ce sont les comportements sociaux ainsi que le langage qui sont affectés en premier. La mémoire est peu affectée dans les premiers temps de la maladie.[19]

A ce jour, aucun traitement médicamenteux n'est connu pour endiguer les processus dégénératifs responsables des APP. Certains traitements peuvent être proposés pour soulager les troubles associés, comme des anxiolytiques ou des antidépresseurs.[20]

---

[19] Association France - DFT

[20] FNAF - Fédération nationale des aphasiques de France

23.-

Alors, docteur, que faire ? « Seulement un patch que l'on prescrit aux malades d'Alzheimer pour calmer leurs angoisses, si vous estimez que cela l'aide, et des séances d'orthophonie pour essayer de préserver le langage qui lui reste, mais sans grande conviction. Ne vous faîtes pas trop d'illusions, le mal va évoluer, nous ne pouvons qu'essayer de ralentir sa progression ». Oui, agir, nous allons agir. Nous prenons donc rendez-vous chez l'orthophoniste de l'hôpital, une femme expérimentée d'une cinquantaine d'années. Elle demande à me voir au bout d'une dizaine de séances pour me dire que son intervention se solde par un échec, que tu es un homme adorable mais qui n'accepte pas de suivre ses indications, que c'est toi qui imposes tes sujets de conversation, invariablement liés à tes qualités intellectuelles et professionnelles (tu vas jusqu'à lui amener les trois tomes de ton projet de fin d'études) et à l'injustice dont tu as été victime de la part de tes patrons qui t'ont parqué avant l'heure. Tu trouves des excuses pour écourter les séances, ou ne pas t'y rendre et te faire pardonner la fois suivante en lui offrant une bouteille de jus de fruits. Je comprends ton désespoir ! Elle te confronte à tes carences, ce que tu ne supportes pas. Mais qui le pourrait ?

C'est alors que ce même neurologue nous dirige vers l'Association d'aide de l'aphasie. Celle-ci s'occupe principalement de patients atteints d'aphasie post-lésionnelle, mais elle suit aussi des personnes victimes d'APP. Nouveau bilan et prescription de deux séances d'orthophonie par semaine. Tu acceptes de te rendre régulièrement aux séances, en me déclarant invariablement à chaque fois que tu en reviens que tu laisses tomber à la fin du mois. Tu ne vois pas non plus l'utilité de ces exercices de langage, pourtant ici joliment présentés sur un support informatique attrayant.

L'informatique ! C'est précisément toi qui m'y avais initiée il y a une bonne trentaine d'années. Nous assistions à ses balbutiements. Avec trois camarades étudiants, tu avais raclé nos fonds de tiroirs pour acheter un ordinateur, 64k, lettres vertes sur écran noir, que vous vous partagiez un trimestre chacun. Nous disposions donc d'un temps compté pendant lequel tu apprenais, et me montrais, le langage de la programmation. Là encore ton enthousiasme débordant se manifestait tous azimuts. Tu entrepris, un été, de former mon père dans cette discipline. Il en fut ravi et courut s'équiper d'un Minitel ! Tu passas des années à développer des algorithmes qui nous feraient gagner le gros lot grâce à des paris sportifs. Tu investis ton temps libre, pendant des mois, à créer un savant progiciel de stockage de données pour faciliter mon travail de sélection de personnel. Ce progiciel, tu l'avais baptisé *Lazariyo* et, sur la page de garde du manuel, tu avais superbement dessiné au fusain le héros du roman Lazarillo de Tormes, accompagné de son serviteur aveugle. Un petit bijou ! Tu développas un savant système de prévisions et de tenue des comptes de notre ménage, composé de plusieurs livres Excel remplis de centaines de files et dizaines de colonnes, se recoupant, agrémentés de courbes de diverses couleurs permettant de suivre graphiquement l'évolution de nos recettes, dépenses, économies et autres, jusqu'à l'horizon 2030. Tu le remplissais et l'analysais tous les mois, heureux de constater que oui, que même à 90 ans, on tiendrait financièrement le coup sans jamais dépendre de nos enfants. Y était adossé un fichier inventoriant nos biens avec dates d'achat, de vente, amortissements, photographies... J'ai tellement de mal à tenir tout cela à jour aujourd'hui, maintenant que tous les dispositifs et systèmes électroniques t'effraient car tu ne les comprends plus.

L'Association organise aussi des réunions, orchestrées par une psychoneurologue, pour les proches des malades. Qu'il est bon d'échanger avec des personnes qui ont suivi le même parcours que moi, qui n'ont pas non plus compris ce qui arrivait à leur conjoint, qui ont échoué chez divers spécialistes qui sont eux aussi passés à côté du diagnostic, qui ont souffert du comportement progressivement égoïste de leur être cher, de son manque d'empathie, qui ont aussi envisagé de divorcer tant la cohabitation était devenue insupportable. Je déculpabilise. Je ne suis donc décidément plus le seul vilain canard de la planète !

Viennent ensuite les recommandations. Comment nous comporter vis-à-vis d'eux, comment les aider, quelles astuces pour communiquer quand on n'a plus les mots... Chaque cas est un monde, certains malades ne parlent déjà plus du tout, mais les petits trucs des uns aident les autres. Je leur explique par exemple comment nos sorties ont changé depuis que j'ai décidé de devenir complice des serveurs dans les restaurants. Pour éviter qu'ils te rabrouent, toi qui les attrapes par la manche pour leur demander de t'apporter immédiatement ce rafraîchissement que tu ne sais plus nommer, ou de te donner une banane alors que les autres n'en sont encore qu'à l'entrecôte, je vais les prévenir de ton état (comme personne ne connaît l'APP, pour faire court je leur dis « nous sommes dans la sphère de l'Alzheimer », ils comprennent tout de suite), et les résultats sont fantastiques. Ils me remercient d'abord d'avoir eu l'attention de les informer puis jouent parfaitement le jeu et te servent avec de grands sourires, auxquels tu n'es malheureusement pas sensible. Dans les musées, depuis que tu t'es mis à pianoter sur un clavecin en exposition, t'attirant les foudres du surveillant (« Mais enfin, Monsieur, vous savez que c'est formellement interdit ! » « Interdit ? Mais c'est beau la musique ! Vous ne l'aimez pas, vous ? ») et le laissant interloqué, je te tiens par la main, nous redevenons deux touristes amoureux inséparables, et je communique discrètement ton état aux préposés si par mégarde tu t'appuies sur un guéridon sans âge. Je me suis rendu compte que les personnes confrontées aux agissements du grand public en savent plus qu'un brin sur les démences. Si seulement j'avais pu savoir moi aussi, avant…

Alors, pour que d'autres sachent, en amont, l'Association édite un guide à la diffusion duquel nous, les proches des patients, contribuons. Un fascicule d'une trentaine de pages, où la maladie est décrite avec ses variantes, ses débuts, son diagnostic, son évolution, les différences avec l'Alzheimer, ses causes, des recommandations, les démarches administratives à entreprendre… Je m'empresse d'aller le remettre à tous ceux qui t'ont examiné et qui n'ont pas fait le rapprochement entre l'APP et toi.

24.-

Le présent guide vise à ce que la famille et le patient assimilent leur nouvelle situation et sachent comme s'adapter peu à peu aux changements qui vont se produire.[21]

---

[21] Asociación Ayuda Afasia – Guía para el familiar - 2016

25.-

Que faire, maintenant que nous sommes sexagénaires mais que n'avons plus de mots à partager, pour ne pas devenir comme eux, comme ce couple muet assis près de nous à une table en zinc l'été où nous avions promis de nous aimer pour toujours, lorsque la vie était porteuse de tant d'espoirs ? D'abord, tenir cette promesse ! Toute conversation est devenue impossible, certes, mais il nous reste les regards, les sourires, les baisers, les gestes. Et puis des activités, des projets, des voyages. Nous en avons généralement plusieurs en vue : des visites à notre fille qui a élu domicile à Bruxelles, à de grands amis en souffrance qui habitent face à la superbe baie de Santander, des virées entre frères et sœurs que nous organisons tous les ans depuis que notre mère nous a quittés... Je sens bien ta joie et ton impatience à la pensée de ces futures réjouissances mais tes préoccupations sont là aussi. Je te montre sur une carte où nous nous rendrons, j'essaie de t'expliquer les excursions projetées... mais je me rends compte que ces perspectives te stressent aussi et que tu as du mal à emmagasiner les dates, les lieux, les personnes. Mars devient mercredi (c'est bien le troisième d'une série), ma sœur devient ma fille, la France c'est là-haut...

Les autres ont toujours occupé beaucoup de place dans ta vie et nous allons essayer de faire en sorte que ce penchant ne faiblisse pas, même si depuis plus de deux ans déjà tu ne désignes ces personnes que par Elle ou Lui. Les prénoms ne te parlent plus, même ceux de nos propres filles qui souffrent de te voir dégringoler du piédestal où elles t'avaient à juste titre placé. Elles sont extraordinaires de gentillesse et de prévenance. Chacune à sa manière surmonte sa douleur pour t'épauler, et me soutenir aussi de mille façons tendres et originales car elles savent que sous ma carapace de femme forte il y a de nombreuses zones friables. Nos fratries, également, sont admirables de délicatesses de toutes sortes, quel bonheur ! Tu les appelles d'ailleurs souvent pour leur dire, en toute simplicité, avec tes nouveaux mots à toi, quelque chose qui signifie « Je t'aime, j'ai envie de te voir ».

Au début de la maladie, tu avais réussi à télécharger des photos de tes amis sur ton téléphone portable pour savoir qui t'appelait. Ne pouvant pratiquement pas t'expliquer qui est qui, puisque tu ne comprends plus les mots (« il a six enfants, il porte une barbe, il a eu un cancer, nous avons voyagé avec eux à Berlin l'an dernier... », rien, ton regard fixe l'infini), nous avons recours à ces photos et à des jeux de devinettes à grand renfort de gestes et de cartes d'Espagne, de France, du monde, que tu sais toujours ouvrir sur ton portable et que tu reconnais encore très bien. C'est en te montrant un lieu que tu comprends de qui je te parle. J'illustre mes explications comme je peux, je développe des qualités de mime, j'en ris toute seule parfois. Olivia, deux ans, s'est elle aussi mise instinctivement au mime. L'été dernier, voyant que tu ne réagissais pas lorsqu'elle te demanda de lui gonfler son ballon, elle se planta gracieusement devant toi et te regarda en faisant mine de souffler dedans. Tes yeux s'illuminèrent et tu vidas alors tes poumons à sa plus grande joie. Je vois pourtant que tu détournes tristement le regard. Te sens-tu gêné, ta fierté trahie ? Je l'ai bien cru pendant un certain temps, pendant ces mois où tu t'étais dérobé à mes propositions de faire ensemble des exercices recommandés par la première orthophoniste. Jusqu'au jour où, enfin, tu acceptas d'en réaliser quelques uns avec moi, qui consistaient à relier des mots à des dessins représentant des choses de la vie courante. Voilà un salon, nommons les objets, une table, une chaise, un tableau, une vitre... « Tu te rends compte, j'ai tout oublié » me dis-tu en refermant le cahier avec rage. « Pourquoi ne peut-on pas me donner de médicaments ou m'opérer ? » me répétas-tu avec insistance.

Vis-à-vis de ton entourage, l'art de la dissimulation, dans lequel tu excelles, a longtemps fait écran au mal qui rongeait ton cerveau. De tous temps, au lieu de garder un silence prudent si la conversation tournait autour de questions que tu ne dominais pas, tu ne pouvais t'empêcher d'intervenir et de la détourner habilement vers des sujets qui t'étaient familiers, généralement scientifiques, que tes proches écoutaient avec le plus grand respect, connaissant ta taille intellectuelle et professionnelle. Une grande pointure ! Plus tard, avec l'installation de la maladie, tu t'es mis à interrompre les conversations que tu ne suivais pas pour poser une question innocente (« Tu joues au golf ? ») ou proposer aux convives de leur raconter l'histoire de ta Vierge, celle que l'on fête dans ton village en août, les années paires, après l'avoir transportée en procession depuis la lointaine chapelle érigée sur cette butte où elle est apparue miraculeusement il y a plusieurs siècles, entourée de neige, en plein été. Et tu enchaînes sur les célébrations organisées en son honneur, ton visage tout entier brille lorsque tu évoques la musique dans les rues, les pétards, les cris de joie, les bals qui commencent à des heures plus qu'avancées, lorsque la chaleur tombe... Puis vient le chapitre triste, celui que tu déclines en fronçant les sourcils, celui du soir de son départ, ou plutôt de son retour à sa chapelle, là-bas en haut du coteau, où elle trônera majestueusement pendant vingt-trois longs mois avant de revenir pour trois autres semaines de fêtes au village. Tu racontes comment, après une dernière grand-messe en l'église débordant de fleurs aux senteurs enivrantes et de fidèles, on lui fait des adieux à minuit passé sur la place qu'elle quitte humblement, vêtue de sa tenue de marche pour protéger ses habits d'apparat de la poussière du chemin, le regard fixe et terne, lui que l'on avait trouvé si gai le soir de son arrivée triomphale. Les porteurs, rythmant leur pas sur celui de la fanfare, la font lentement progresser entre les enfants qui courent, les jeunes qui applaudissent pour lui rendre hommage et commencent à la suivre en procession, les adultes qui lui lancent des compliments en lui confiant leur destinée, et les vieux qui larmoient à l'idée que cette visite pourrait bien être leur dernier rendez-vous avec celle qu'ils appellent Mère. « Tiendrai-je encore deux ans ? » se demandent-ils. La nostalgie s'invite déjà et dans toutes les familles on se tourne vers les anciens qu'il faut rassurer. Demain les pétards se seront tus, les terrains endimanchés pour la tenue de bals populaires redeviendront vagues, les lampions et les guirlandes seront décrochés, les poubelles ne déborderont plus, les vendeurs ambulants auront déjà conduit ailleurs leurs chariots chargés de bonbons multicolores et de barbe à papa. Tristesse et espoir se donnent la main… À l'aube c'est un ragoût de lapin qu'on servira sur toutes les tables, comme le veut la tradition, celle-là même qui assure que la Vierge des Neiges reviendra en août de la prochaine année paire.

C'est dans cette ambiance que tu as grandi, été après été. Est-ce pour cela que tu associes toujours le bonheur à une compagnie bruyante ? C'est aussi dans cette ferveur que tu as baigné. Une ferveur sans limites, pour la Vierge, le village, la région, le pays, les us et coutumes, érigés en de gigantesques remparts hors desquels tous les dangers guettent. Pourquoi aller voir ailleurs, t'a-t-on répété à satiété pendant ton enfance, si l'on ne trouve rien de mieux qu'ici ? Tu t'accroches à la boussole rassurante des années passées pour être sûr de ne pas perdre ton nord. L'éloignement géographique et spirituel de ces bastions te tourmenterait-il au point de te laisser déborder par l'anxiété ? Ce vieux carcan aurait-il comprimé tes facultés d'adaptation aux changements ? Ce sont certaines des questions que je ne cesse de me poser depuis que l'APP a fait tomber le rideau derrière lequel tu dissimulais tes angoisses tant bien que mal, non, plutôt très bien. Tu deviens de plus en plus nostalgique de cette jeunesse insouciante et bruyante, de chaque étape de ta vie adulte qui t'a fait si cruellement souffrir sur le moment mais que tu considères maintenant comme bénie tant chaque instant présent t'a toujours été insupportable pour ce qu'il comportait d'incertitudes sur l'avenir. Ta sempiternelle nostalgie, et toutes ses retombées sur mes états d'âme (oui, j'étouffe), me renvoient à des paroles de Moustaki superbement interprétées par Reggiani.

> *« Pardonne-moi si j'en ai marre*
> *De tes dentelles grises et noires*
> *Il fait trop triste par ici*
> *Madame Nostalgie*
> *Je veux entendre des orages,*
> *Respirer des jardins sauvages*
> *Voir le soleil et la pluie*
> *...*

*Ce soir je n'ai plus le cœur
De partager tes insomnies
Madame j'ai envie
Ce soir d'être infidèle
Dans les bras d'une belle
Qui ressemble à la vie »*

Mais me voilà prise de remords. J'enrage, certes, de te voir obsessionnellement tourné vers le passé et effrayé par l'avenir, de te voir contempler un verre toujours à moitié vide, toi qui attends l'été et la chaleur avec fébrilité tout au long de l'hiver et du printemps mais qui débordes de tristesse dès le 22 juin « tu te rends compte, comme c'est dommage, le soleil recommence aujourd'hui à baisser », alors que moi j'ai tellement envie de renouveau, de croquer la vie à pleines dents, qu'il pleuve, qu'il neige ou qu'il vente, de continuer à m'émerveiller... Mais stop, c'est toi qui souffres et qui es démuni. Alors, à moi de m'adapter.

Cette histoire de la Vierge, tous tes proches la connaissent par cœur tant tu la ressasses depuis quarante ans. Une interruption de ce genre t'a d'ailleurs valu de te faire sèchement rabrouer un soir par l'un de tes meilleurs amis, ce qui m'a décidée à parler ouvertement de ta maladie, afin d'éviter des situations gênantes. Ces derniers temps, avant le timbre transdermique, tu raflais souvent les verres des convives pour élever sur la table une pyramide que toi tu trouvais magnifique mais les autres périlleuse. Entonner une chanson enfantine en plein repas faisait aussi partie des habitudes que ce patch, cet inhibiteur de la cholinestérase, a modifiées au soulagement de tous. Lorsque ces comportements se répètent trop souvent, et que plus aucune conversation n'est possible, il est parfois difficile de garder des amis, sauf les vrais. Et, certes, les rangs de ceux-là, de ceux que tu appelais amis mais qui n'étaient que des connaissances ou des relations professionnelles, s'éclaircissent. On ne peut leur en vouloir. Le contact avec la maladie intimide. Quelle attitude adopter, quels mots dire ou éviter, comment ne pas commettre d'impairs, comment dissimuler son chagrin ? Ce qui ne fait qu'accroître l'admiration que l'on éprouve pour ceux qui sont présents, régulièrement, qui ne se posent pas de questions, qui surmontent leur peine et qui savent, instinctivement, garder le contact avec toi, te parler comme si de rien n'était, nous transmettre toute leur humanité.

Comme, dès que mon esprit vagabonde, je me repasse le film de ces dernières années, je trouve de nombreux autres exemples de dissimulation qui m'ont empêchée de comprendre ce qui t'arrivait. Au restaurant, par exemple, voilà déjà une dizaine d'années que tu repousses systématiquement la carte et me regardes en disant : « Je ne suis pas inspiré ce soir, choisis pour moi ! » Je comprends maintenant que cela fait longtemps que tu lis les mots mais que tu ne fais plus la différence entre une sole et un filet de bœuf.

26.-

Voir du monde est important, cela permet de garder un lien social et peut aussi stimuler la communication. Mais ces situations peuvent être source de malaise et de difficulté pour le patient : il lui est de moins en moins aisé de discuter et de comprendre les autres, surtout lorsqu'il y a plusieurs personnes.

L'essentiel est de ne pas exclure votre proche de la communication, de ne pas renoncer à vous adresser à lui, malgré les difficultés rencontrées. Si des discussions de groupe ont lieu devant lui et qu'il ne semble pas s'impliquer dans les échanges, c'est sûrement qu'il ne comprend pas tout ce qui se passe, car trop de messages lui paraissent simultanément. Dans ce cas, choisissez quelqu'un qui lui résumera les propos échangés, de manière simple mais suffisamment complète pour qu'il comprenne ce qui se passe autour de lui, et ne se sente pas mis à l'écart. Vous pouvez également tenter de vous exprimer chacun à votre tour, de manière simple, afin qu'il puisse comprendre sans qu'on lui fasse de « traduction différée » (si ses capacités de compréhension sont suffisamment préservées).

De plus, du fait du manque du mot, il n'aura pas la même facilité que vous à intervenir dans une conversation (...). Il faut donc lui laisser du temps et être vigilant au moindre signe de sa part, car peut-être a-t-il du mal à parler, mais il peut encore faire comprendre qu'il souhaiterait le faire

Autant que possible, tout l'entourage du patient devrait être informé des conséquences de l'APP et vigilant aux attitudes à adopter : cela crée un climat de confiance et facilite les relations sociales, en stimulant l'envie de socialisation.[22]

---

[22] FNAF - Fédération nationale des aphasiques de France

27.-

Je vis au jour le jour, traquant chaque détail qui m'indiquera que nous passons à l'étape suivante, que je devrai prendre de nouvelles dispositions.

Tiens donc, tu n'aimes plus les huîtres au point de les recracher sur ton assiette (bonjour l'inhibition !), c'était pourtant ton plat préféré. Le mal atteint donc aussi tes neurones sensoriels.

Voilà que tu te mets, compulsivement, à vérifier si les portes et les fenêtres sont bien fermées, à allumer et éteindre les lumières, à sortir ton portefeuille de ta poche et compter cartes et billets... Les TOC ont débarqué !

Certaines recommandations des professionnels de l'Association (« *qu'il vous signe des pleins pouvoirs avant qu'il ne soit trop tard* ») sont derrière moi et je m'en sens soulagée. J'apprends à te mentir, d'accord c'est pour ne pas te blesser, mais c'est dur.

Pour l'instant, je peux poursuivre mes activités professionnelles et tu meubles assez bien tes journées. Tu as développé des routines qui te rassurent. Partir tôt de la maison, t'engouffrer dans quarante minutes d'embouteillages, comme si tu allais au bureau, pour te rendre à ton vieux club de sports (que tu n'abandonnerais pour rien au monde alors que nous en avons de plus modernes et performants à cinq minutes de chez nous) et faire ta séance de natation en piscine couverte dans une eau à 28° suivie d'un petit-déjeuner, toujours le même, que la serveuse te prépare dès qu'elle te voit franchir la porte de l'établissement, puis promener ta nostalgie du bon vieux temps en faisant en voiture le tour des quatre domiciles que nous avons eus dans la capitale avant que tu décides que nous serions mieux en banlieue, au vert. En route maintenant pour le club de golf où tu fais des balles avant de rentrer à la maison. La plupart du temps je suis là, et nous déjeunons ensemble, moment pendant lequel je m'efforce de te faire parler, de t'interroger sur tes exploits sportifs, de te donner des nouvelles de nos filles et amis, de te raconter nos projets de voyages, de dîners... Que ces monologues sont tristes ! S'ensuit une promenade en bicyclette aux alentours de la maison. Dans l'après-midi, tu rencontres des amis et tu reviens pour visionner, invariablement, les mêmes films, ceux qui te représentent enfant (« Tu vois tous ces gens (ce sont tes parents, grands-parents, oncles et tantes) ? Ils sont tous morts ! »), et ceux qui mettent en scène nos filles et nos petits-enfants.

Pour ce qui est de la voiture, j'ai consulté le neurologue après avoir constaté que tu faisais plus souvent fi des interdits qu'avant et que tu développais une fâcheuse tendance à estimer que les limites de vitesse, les lignes continues ou les interdictions d'utiliser le téléphone portable étaient pour les autres. Je le constate au vu des contraventions qui arrivent à la maison. Rien de bien méchant, pas d'extravagance, mais tu ne m'entends pas te supplier de lever le pied du champignon et de reporter à plus tard la recherche d'un ami sur ton agenda. Là oui tu sais argumenter, tu fais valoir que tu as toujours été un conducteur responsable, pas un seul accident en près d'un demi-siècle. Tes filles aussi, terrifiées, m'ont fait promettre de ne pas te confier leurs enfants en voiture. Pas de risque... je tremble tellement lorsque je suis ton co-pilote que je prends désormais le volant, presque systématiquement. Le neurologue, que j'ai interrogé sur ce sujet précis, estime qu'il vaut mieux que tu évites la route mais que tu peux toujours conduire en ville et que, même sans le GPS que tu ne sais d'ailleurs plus utiliser, il n'y a pas pour l'instant de risque que tu te perdes. Pour l'instant, jusqu'à quand ?

Tes comportements changent, je m'en rends compte jour après jour. Ton penchant pour les animaux s'est exacerbé, lui aussi, depuis quelques années. Dès qu'un chien, chat, oiseau, écureuil, voire même taureau s'approche, tu ne peux pas t'empêcher de rire, de ce nouveau rire enfantin qui un jour m'amuse et le lendemain m'attriste, et de t'exciter comme un gamin. C'est ainsi que, dans les restaurants, des morceaux de pain volent au-dessus des têtes des convives éberlués parce que tu as vu un chien passer ou un oiseau voler. Le ton fâché que tes filles et moi-même employions autrefois pour t'en dissuader a laissé place à de francs fous-rires. Mais ce penchant peut aussi être dangereux.

En Camargue, il y a quelques mois, un manadier nous avait emmenés dans un pré où paissaient ses taureaux. Nous étions assis sur des bottes de foin posées à même la remorque de son tracteur, le thorax à l'horizontale de leurs cornes. Ton excitation atteignit son comble lorsque le tracteur s'arrêta à une vingtaine de mètres de ces nobles animaux. Tu voulus les attirer à toi en criant, en agitant tes bras au-dessus de la tête et en les sifflant. Pour avoir assisté à plusieurs corridas, j'ai hurlé, morte de peur, on ne m'avait pas encore expliqué qu'ils étaient castrés !

Il y a deux ans nous avions emmené Hugo et un ami dans un parc animalier, pas loin de notre domicile. À l'entrée, je lus aux enfants, alors âgés de six ans, les instructions données avec les tickets (ne pas baisser les vitres de la voiture, ne pas donner à manger aux animaux…). Tu étais à mes côtés et je pensais que tu les avais entendues également. Mais, dès notre incursion dans la première enceinte, ta réaction immédiate fut de baisser la vitre et tendre le bras. Les hurlements des enfants t'obligèrent à la remonter dare-dare.

Il y a trois ans, lors d'un beau voyage dans des parcs naturels de l'ouest américain, nous dûmes te surveiller de près pour empêcher que tu partages tes sandwichs avec les animaux que nous croisions. Nous attirions ton attention sur les panneaux explicatifs portant des symboles très explicites, pour nous, et t'en égrenions les raisons : mauvais pour la santé des animaux, interdit par le règlement du parc sous peine d'amende, possible dénonciation par d'autres voyageurs… Rien à faire, c'était plus fort que toi.

Le labrador d'Alexandra vient de fêter ses dix ans. Et bien voilà dix ans que nous te supplions de ne pas lui donner à manger, tu peux le rendre malade, il est par ailleurs bien alimenté… Au grand dam de ta fille, qui nettoie ses vomissements, tu le nourris invariablement. « Mais regarde comme il est content lorsque je lui donne quelque chose ! » t'exclames-tu innocemment avant de te plaindre des tâches de bave sur ton pantalon et de nous demander de l'éloigner de toi.

Je remarque aussi que l'impatience, ta fidèle compagne de route depuis belle lurette, va s'amplifiant. Tu te réjouis à la perspective d'une promenade mais, vite, il faut l'écourter pour passer à une autre activité. Nous recevons des amis, et pas plus tôt l'apéritif commencé tu me demandes de servir le dîner. Pendant les repas, tu ne peux pas attendre que les autres aient fini le premier plat pour attaquer ton dessert, toujours une banane depuis qu'un médecin t'a dit, innocemment, que ce fruit était bon pour la santé. Le dessert avalé, tu nous abandonnes pour aller te coucher tant il est impératif de dormir huit heures pour te lever tôt demain, les embouteillages et la piscine t'attendent.

Dans un autre registre je suis stupéfaite de constater que toi, mon Mc Giver doublé de Mr Bricolage, tu ne sais plus à quoi sert un tournevis. Malgré tes nombreuses occupations et responsabilités, tu avais par exemple trouvé le temps, lorsque nos filles sortaient de l'enfance, de dessiner, calculer puis fabriquer leurs bibliothèques. Hautes et longues de plus de deux mètres, elles étaient équipées d'étagères, de tiroirs et d'une grande table de travail, de points de lumière, de prises électriques et téléphoniques, d'espaces pour faire passer les câbles de leurs ordinateurs et imprimantes… Au chapitre des travaux manuels, rien ne te résistait. Avant notre mariage tu avais minutieusement construit la maquette de la maison de campagne de tes parents, tuiles en terre cuite et sapins compris. Lorsque nos filles commencèrent à s'intéresser aux mystères de l'univers, tu illustrais tes cours de physique et d'astronomie de savantes compositions en trois dimensions bricolées avec les moyens du bord. Dans une pièce de la maison, tu avais naturellement construit et fort bien doté d'outils de toutes sortes un atelier qui faisait l'admiration de ceux qui nous visitaient tant il était complet et impeccablement rangé. Quant à moi, la reine du désordre dans mon adolescence, je m'étais vite disciplinée à ton contact et faisais la petite main « passe-moi le marteau, approche-moi l'échelle », sans jamais m'en plaindre d'ailleurs tant j'admirais ton savoir-faire. Ton aptitude à lever en trois dimensions ce que tu avais dessiné au millimètre près m'a toujours fascinée. J'appréciais aussi tes préparatifs pour travailler dans de bonnes conditions, en musique généralement. Hors de nos activités professionnelles, nous avions trouvé un équilibre. À toi le bricolage et la maintenance, à moi l'organisation des activités de la famille, la gestion de la maison, les courses, la planification de nos voyages et loisirs. Aujourd'hui, mes mains maladroites doivent apprendre tant de gestes !

Je veux contempler cette nouvelle étape comme un vaste domaine qui s'ouvre à nous et qui peut être enrichissant à condition de l'accepter avec lucidité. Trop habitués à voir la vie sous un certain angle, on aurait tendance à penser que seul ce prisme-là est bon. Or j'apprends que d'autres formes de pensées et de relations peuvent aussi être passionnantes à condition de transcender l'immédiat, l'énervement, le banal. À quoi tiennent donc notre appréhension du monde, nos sentiments et nos convictions ? En définitive, à quelques protéines qui décident un jour, pour des motifs que la médecine n'a pas encore élucidés, de se poser différemment sur certains neurones, provoquant leur anéantissement. Pour avoir pris pendant deux mois une amphétamine facilitant la désaccoutumance au tabac, et constaté à quel point mon comportement changeait (j'avais une pêche d'enfer, beaucoup moins besoin de dormir, je me levais à 4 heures du matin avec avidité pour profiter de chaque seconde de la journée, etc.), je réalise que toutes ces nouveautés qui se manifestent en toi ne sont que les fruits d'une nouvelle donne chimique mais que, derrière elles, se trouve toujours l'homme aux mille qualités que j'aime.

D'ailleurs, ton entrain ne faiblit pas. Tu me redis tous les jours que tu perds la mémoire (je te corrige, non, tu perds les mots) et que tu vas te flinguer, mais c'est toi qui a du moral pour deux, qui me proposes de sortir, de voir des amis, de dîner en amoureux ou d'aller au cinéma. Même dans cette grande détresse dans laquelle l'APP t'a plongé, tu restes un formidable exemple à suivre et je continue à apprendre de toi.

28.-

Tant que les traitements bloquant le processus dégénératif ne sont pas encore trouvés, on ne peut pas parler de récupération dans le cadre de ces maladies. En revanche, grâce aux prises en charge et à la motivation du patient et de son entourage, il est possible de préserver au maximum la communication et les fonctions cognitives. A mesure que les APP évoluent, les thérapies s'adapteront pour maintenir le plus longtemps possible l'autonomie et les compétences du patient.[23]

---

[23] FNAF - Fédération nationale des aphasiques de France

29.-

Cet été, dans la voiture, de retour d'une excursion en montagne, Rafael, 6 ans, m'a brusquement demandé, avec toute l'innocence et la spontanéité des enfants de son âge : « Pourquoi grand-père ne comprend-il rien ? » Mes joues brûlent, je risque un regard vers toi du coin de l'œil. Assis à mes côtés, sur le siège du copilote, tu n'as pas bronché. Effectivement, et heureusement, tu n'as pas compris.

Pourquoi ? Personne n'en est sûr, Rafael, mais ces lignes te permettront de savoir qui était réellement ton grand-père, avant, et de raccourcir le parcours du combattant de ceux qui sont confrontés à cette dégénérescence.

Pourquoi ? Je n'en sais trop rien mais je suis convaincue que ta génération aura envie de pousser plus loin les études qui permettront de prévenir ou de guérir cette maladie, et tant d'autres.

Pourquoi ? Parce que, entre temps, il s'imposait à moi de faire revivre tel qu'il était cet homme que j'aime car oui, je l'avais perdu de vue, lui, son infinie gentillesse, sa pureté, sa jovialité, son enthousiasme, son intelligence. Pour me mettre en paix avec moi-même et chercher une lumière à la fin de ce tunnel de dépression, de stress, de vulnérabilité psychologique dans lequel je me suis engouffrée et où s'entremêlent colère et culpabilité. Si ma première réaction fut de nier la maladie, la deuxième de m'insurger contre l'injustice de la situation, l'heure est maintenant venue d'œuvrer pour que cette nouvelle étape devienne, elle aussi, émotionnellement enrichissante.

www.ingramcontent.com/pod-product-compliance
Lightning Source LLC
Chambersburg PA
CBHW021834170526
45157CB00007B/2799